CALLANETICS

SCHNELLKURS FÜR DEN BAUCH

CALLAN PINCKNEY

CALLANETICS

SCHNELLKURS FÜR DEN BAUCH

Mosaik

Titel der Originalausgabe: Quick Callanetics Stomach
Originalverlag: Vermilion, London
Übersetzung der deutschen Ausgabe: Ursula Fischer
Umschlaggestaltung: Petra Dorkenwald

Der Mosaik Verlag ist ein Unternehmen der Verlagsgruppe Bertelsmann

Satz: Susanne Aßmann, München
Druck und Bindung: Ebner Ulm
Printed in Germany
ISBN 3-576-10260-4

WARNUNG

Jedes Übungsprogramm ist mit Risiken behaftet, und bevor man eines beginnt, sollte man den Rat eines Arztes einholen. Dieses Programm ist für Menschen von guter Gesundheit gemacht.

FÜR SCHWANGERE

In den ersten drei Monaten der Schwangerschaft darf eine Frau diese Übungen auf keinen Fall ausführen. Während des zweiten und dritten Trimesters erst, wenn Ihr Arzt sie zuvor selbst ausprobiert hat, um die Tiefenwirkung der Kontraktionen zu prüfen.

Es genügt nicht, dem Arzt das Buch zu zeigen. Die Übungen sehen sehr leicht aus, doch der Schein trügt in diesem Fall.

Inhalt

EINFÜHRUNG

Willkommen bei Callanetics Schnellkurs für den Bauch! Ob Sie nun schon ein Callanetics-Programm nach einem Buch oder einer Videokassette durchführen – oder ob Sie Callanetics zum erstenmal begegnen: Dieses Buch gewährt Ihnen sichere, schnelle und wirkungsvolle Ergebnisse, wenn Sie es genau befolgen. Millionen Leser haben durch die Anwendung des Grundprogramms in meinem ersten Buch bereits entdeckt, daß Callanetics ein sicherer und rascher Weg ist, um die Figur zu verbessern und den straffen, attraktiven Körper zu bekommen, von dem wir alle träumen. Leser, die dieses Programm beherrschten, sind zu den *SuperCallanetics* übergegangen. *Callanetics Countdown*, das im Frühjahr 1993 in Deutschland erscheinen wird, präsentiert ein kürzeres Programm für diejenigen, die einen dicht gefüllten Terminkalender haben und einen allmählichen Einstieg in das grundlegende Einstundenprogramm Callanetics suchen. Callanetics hat internationale Anerkennung gefunden, die Bücher sind inzwischen in vielen Ländern weltweit veröffentlicht worden.

Der riesige Erfolg des ersten Buches über Callanetics hat auch zu einer Nachfrage nach Videos geführt: In Deutschland erschienen das *Callanetics Start-*, das *Erfolgs-* und das *Intensiv-Programm*. Nun gibt es eine neue Folge *Callanetics Schnellkurs* mit drei 20-Minuten-Bändern für die *Beine*, den *Bauch* und *Hüfte und Po*. Dieses Buch enthält alle Übungen des Videos *Callanetics Schnellkurs für den Bauch* – und einige mehr.

Wir alle haben ähnliche Probleme, und unser Ziel ist ein kraftvoller, straffer und formvollendeter Körper; doch unsere Körpergestalt unterscheidet sich auch auf vielfältige Weise. Man hat spezielle Probleme in einem bestimmten Bereich und fast keine in einem anderen. Unter allen problematischen Körperpartien kann man den Bauch wohl am wenigsten verbergen. Wenige Dinge können einen guten Eindruck so nachhaltig verderben wie eine satte Rundung, die die Linie des schönsten Kleides ruiniert, oder ein unübersehbarer Fleischwulst, der über den Gürtel hängt. Dieses Problem kann durch Übergewicht in jedem Alter entstehen; doch mit dem Älterwerden lassen unsere Bauchmuskeln nach und können, wenn wir nicht aufpassen, so schwach werden, daß der Bauch hervorsteht. Für Korsettfabrikanten ist das eine sehr erfreuliche Entwicklung. Aber dieser Callanetics-Schnellkurs löst das Problem auf andere, schnelle, sichere und gesündere Weise.

Unseligerweise gehen viele Leute dieses Problem auf gymnastische Väterart an: aus der Rückenlage zum Sitzen aufrichten. Es ist ihnen nicht klar, daß sie damit einen Kampf gegen die Schwerkraft aufnehmen und ganz andere Muskelgruppen belasten. Besonders die Rückenmuskeln werden angestrengt, setzen die untere Rückenpartie unter Druck und verhindern, daß die Bauchmuskulatur beansprucht wird.

Bei Callanetics Schnellkurs für den Bauch wird der Körper so in Position gebracht, daß Sie sich nur auf die Bauchmuskeln konzentrieren. Gleichzeitig lernen Sie, den ganzen Körper zu entspannen, haben eine totale Kontrolle über diese Muskeln und ermöglichen ihnen, nach Maßgabe ihres eigenen Entwicklungsstandes ohne Überanstrengung zu arbeiten.

Kümmern Sie sich nicht darum, wenn Sie am Anfang das Programm nicht vollkommen erfüllen können. Beim nächstenmal werden Sie merken, daß Ihre Muskeln stärker geworden sind. Und mit der Kräftigung arbeiten die Muskeln auch tiefer, und die Übungen werden leichter. Nicht nur Ihr Bauch wird flacher, sondern auch ihre Unterleibsmuskulatur kräftiger.

Zu Beginn werden Sie spüren, daß sich die Muskeln direkt unter der Brust zusammenziehen. Wenn Sie dort stärker werden, empfinden Sie die Kontraktionen weiter unter. Das geht so fort, bis Sie die Muskulatur direkt über dem Schambein durcharbeiten.

Während dieser Übungen werden Sie einige erfreuliche Nebenwirkungen feststellen. Ihre Brust hebt sich durch die Stärkung der Brustmuskeln. Der Stuhlgang wird angeregt, und bei Frauen kann eine Erleichterung der monatlichen Periode eintreten. Verspannungen im Nacken und oberen Rücken nehmen ab. Die Straffungen wirken auch gegen ein Doppelkinn und lassen den Nacken länger erscheinen. Die Wirbelsäule erfährt eine sanfte Streckung.

Es kann sein, daß Sie nach den ersten Übungsstunden Spannung im Nacken empfinden: Das ist eine logische Folge, weil die Muskeln im Nacken sich lockern. Fahren Sie einfach fort, und Sie werden die anfängliche Verkrampfung mit einemmal vergessen haben. Permanente Beschwerden können auf ein medizinisches Problem hinweisen.

Entstehung der Callanetics

Ich bin im tiefen Süden der Vereinigten Staaten aufgewachsen, genau gesagt in Georgia, und stamme aus einer alten Familie, den Pinckneys, zu deren Vorfahren der erste Viscount of Surrey zählt. Sie fochten schon mit Wilhelm dem Eroberer bei der normannischen Invasion 1066 in Hastings. Das Leben in alten Traditionen fand ich beengend, aber der Kampfgeist der Pinckneys imponierte mir. Und ich hatte von Anfang an zu kämpfen, denn ich wurde mit einer Rückgratverkrümmung (Skoliose) geboren und mußte sieben Jahre lang Beinschienen tragen, um meine Klumpfüße zu korrigieren. Erst zwölf Jahre Ballettschule haben diese Fehlstellung behoben.

Nach zwei Jahren College beschloß ich, die Welt kennenzulernen. Ich ging zuerst nach Europa und machte mich dann auf, um Afrika, Asien und zuletzt den Fernen Osten zu erkunden. Meinen Unterhalt bestritt ich durch schwere körperliche Arbeit, und während langer Fußmärsche schleppte ich noch einen Rucksack mit mir herum, dessen Gewicht mein eigenes überstieg. Mit 1,55

Metern Größe bin ich immer eine ziemlich zierliche Person gewesen. Eine ungesunde Ernährungsweise – wie sättigende Kekse und vierzig Tassen reichlich gezuckerter Tee in England täglich – brachten mein Gewicht auf 58 Kilogramm. Ich entwickelte das Speckpolster mittlerer Jahre. Später sank mein Gewicht infolge einer Amöbenruhr, die ich mir während meiner Reisen geholt hatte, auf 35 Kilogramm. Ich büßte jeglichen Muskeltonus ein, strapazierte Rücken und Knie, und mein Hintern sackte breit herab, meine Oberschenkel sahen aus wie Satteltaschen.

Als ich nach elf Jahren in die Vereinigten Staaten zurückkehrte, war ich körperlich am Ende. Schon früher hatten mich Ärzte darauf hingewiesen, daß ich den Rest meines Lebens im Rollstuhl verbringen müßte, wenn ich Rücken und Knie nicht operieren ließe. So weit wollte ich es keinesfalls kommen lassen – aber der Gedanke an Operationsnarben war mir unerträglich. Über ein Jahr konnte ich das Bett kaum verlassen.

Entwicklung der Callanetics

In den Kurzübungen, die ich nach meiner Rückkehr in die Staaten aufnahm, war ich sehr erstaunt darüber, daß die meisten Menschen den Rücken so belasteten. Die Bewegungen waren für mich unmöglich, und so begann ich Übungen zu entwickeln, die meiner physischen Kondition angemessen waren. Während meiner Reisen hatte ich die unterschiedlichsten körperlichen Ausdrucksformen kennengelernt, im Mittleren Osten auch den Bauchtanz, und ich rief mir mein früheres Balletttraining ins Gedächtnis. Nach und nach gelang es mir, meinen Körper langsam und sanft in eine Haltung zu bringen, die Bewegungen ohne Belastung des Rückens erlaubte. Diese Bewegungen wirkten zugleich tief in den Körper hinein, erreichten die Muskeln und verliehen ihnen in verblüffend kurzer Zeit Form und Tonus. Ich lernte, daß die rotierenden Bewegungen des Bauchtanzes den Beckenbereich lockerten und allmählich dann Bewegungen im Bereich des Kreuzbeins (Sakrum) ermöglichten.

Jede Bewegung war fein und präzise in einer Spanne von kaum einem Zentimeter – größere Bewegungen konnte ich meinem Körper zu dieser Zeit kaum zumuten. Aber diese winzigen Bewegungen konzentrierten sich in den Muskeln auf bemerkenswerte Weise. Ich konnte meine physischen Mängel korrigieren und stellte außerdem fest, daß mein Po straff und glatt wurde, mein Bauch flacher, meine Haltung sich von Tag zu Tag verbesserte und meine Oberschenkel ebenso wie die Innenschenkel und Unterarme fest wurden. Ich fühlte mich in Shorts oder ärmellosen Kleidern wieder wohl. Mein Körper war um Jahre verjüngt und unglaublich kräftig. Natürlich bemerkten meine Freunde diese Veränderung. Sie wollten mein Geheimnis kennenlernen. Ich führte ihnen meine Übungen vor – und auch hier zeigten sie zuverlässige und schnelle Erfolge.

Das erste Buch über Callanetics

Dann habe ich elf Jahre lang in kleinen Gruppen Schüler unterrichtet, die durch Freunde von meinen Übungen gehört hatten und nun diese bemerkenswerte Veränderung ihres Körpers selbst erlebten. Und weil es für meine Übungen keinen Namen gab, haben sie sie „Callanetics" getauft. Außerdem erklärten sie, ihr Körper fühle sich durch diese Übungen „zehn Jahre jünger in zehn Stunden". Sie machten mir Mut, ein Buch darüber zu schreiben. Ich rief schließlich einen Agenten an, der mir aber wenig Hoffnung machte, was den Verkauf des Buchs betraf. Ich war keine Berühmtheit, kein Topmodell und kein Filmstar. Und zu jener Zeit schien es, als hätte jede Berühmtheit, jedes Topmodell und jeder Filmstar in aller Welt irgendein Schönheitsprogramm auf den Markt gebracht. Außerdem war ich nicht für Aerobics, und Aerobics war *in*. Doch der Agent war von meinen Übungen überzeugt, und schließlich wurde das Buch zu äußerst bescheidenen Bedingungen an einen Verleger verkauft.

Dann kam die niederschmetternde Erfahrung. Von den paar tausend ausgelieferten Exemplaren wurde mehr als die Hälfte als unverkäuflich retourniert. Der Verleger wollte das Buch verramschen. Ich wußte aber: Wenn ich die Öffentlichkeit erreichen könnte, würden die Leute den Wert meines Programms erkennen und von Callanetics genauso begeistert sein wie meine Schüler. Ich tat alles, was ich nur konnte, um auf das Buch aufmerksam zu machen. Als ich zu einem letzten Fernsehauftritt nach Chicago reiste, geschah das Wunder, und vierzehn Monate harter Mühe um die Buchpromotion zahlten sich aus. Als Resultat eines einzigen Fernsehauftritts wurden innerhalb einer Woche so viele Bücher verkauft, daß das Buch auf Platz 2 der Bestsellerliste der *New York Times* landete. Es hielt sich dort fast ein Jahr. Dieser Erfolg hat sich inzwischen in vielen anderen Ländern wiederholt. Ich werde den Menschen immer dankbar sein, die Callanetics in die Öffentlichkeit brachten, und ich bin all jenen dankbar, die ihren Freunden von den großartigen Ergebnissen der Callanetics berichtet haben.

Callanetics heute

Heute ist die Zahl der Callanetic-Anhänger Legion, und es werden immer mehr. Während ich dies schreibe, wird das Wort Callanetics in *Collins English Dictionary* aufgenommen: Es definiert Callanetics als „ein System von Übungen mit der Wiederholung kleiner Muskelbewegungen und Kontraktionen zur Verbesserung des Muskeltonus". Und wie kam all dies zustande? Die Antwort ist einfach: durch ERGEBNISSE. Das Programm wirkt bei Frauen und Männern in jedem Alter und garantiert ohne Verletzungen schnellste Ergebnisse in kürzester Zeit .

Als ich das erste Callanetics-Programm herausbrachte, stellte ich mich selbst als Lehrerin vor. Zur Zeit dieser Videoaufnahmen war ich 47 Jahre alt. Nun, die Zeit vergeht, heute bin ich 52 und immer noch Lehrerin. Heute bilde ich Lehrer aus, die wiederum andere ausbilden. Callanetics hat einen enormen Aufschwung genommen seit den Tagen, als ich in meinem kleinen Studio an New Yorks Mid-East Side selbst kleine Gruppen unterrichtete.

Im November 1990 wurde ein neues großes Kapitel in der Geschichte der Callanetics aufgeschlagen: die Gründung der Callanetics Franchise Corporation mit Sitz in Denver (Colorado). Seit dem Erscheinen der Bücher und Videos wurde ich mit Anfragen nach Kursen und qualifizierten Lehrern überschwemmt. Es wurde offenkundig, daß wir ein Programm zur Ausbildung und Zulassung geprüfter Callanetics-Lehrer brauchten. Das schien deshalb besonders dringlich, weil es bereits Kurse gab, die von nicht autorisierten Personen ohne jegliche Gewähr für sachgerechte und wirkungsvolle Ausführung der Übungen angeboten wurden. Nun jedoch können Sie quer durch die Vereinigten Staaten und in Ländern wie Großbritannien, Belgien, Mexiko und Australien an einem qualifizierten Unterricht durch Lehrpersonen, die richtig ausgebildet und geprüft sind, teilnehmen. Weitere Informationen dazu siehe Impressumseite.

Kritik an Callanetics

Es ärgert mich sehr, wenn Callanetics-Programme von Leuten kritisiert werden, die sie nie ausprobiert haben und nicht aus erster Hand über ihre Zuverlässigkeit und Wirkungen urteilen können. Das gleiche gilt für sogenannte Experten, die nur ihre eigenen Interessen durch kritische Anmerkungen zu den Callanetics wahren wollen. Ich habe es immer vorgezogen, anstelle der Unzulänglichkeiten und Gefahren anderer Methoden die positiven Ergebnisse der meinen zu betonen. Ich habe immer gesagt und bin auch heute noch der Meinung: Meine einzige Konkurrenz ist die plastische Chirurgie.

CALLANETICS SCHNELLKURS FÜR DEN BAUCH

Sie können dieses Buch auf vielfältige Weise nutzen. Es ist klein und kompakt und kann Sie auf dem Weg zur Arbeit, auf Geschäftsreisen und im Urlaub begleiten – oder wo immer Sie rasch nachschlagen wollen. Wenn Sie einen autorisierten Callanetics-Kurs besuchen, können Sie damit zwischen den Stunden Ihrer Erinnerung nachhelfen. Wenn Sie mit einer Ton- oder Videokassette arbeiten, gibt Ihnen dieses Buch die schriftliche Erklärung, wie die Bewegungen wirken, und hilft Ihnen, sie genau auszuführen.

Das Buch ist in leicht nachvollziehbare Abschnitte gegliedert. Am Anfang steht das Callanetics-Schnellkurs-Programm genau nach dem Ablauf des Videos. Dann folgen einige Fortgeschrittene Übungen für jene, die sich selbst ein Stück weiterbringen wollen. Und sollte Ihnen das Callanetics-Schnellkurs-Programm am Anfang zu schwierig erscheinen, so können Sie sich mit Hilfe des Aufbautrainings rasch für die Übungen fit machen.

Die Bilder dieses Buches zeigen Callanetics in Vollendung: Machen Sie sich aber keine Gedanken darüber, wenn Sie es nicht sofort genauso gut können. Gehen Sie nach Ihrem eigenen Tempo vor.

Dreifach verlangsamte Bewegung
Die Bewegungen sind bei Callanetics winzig, fein, sanft und präzise. Sie werden sehr langsam ausgeführt – ich habe das immer „dreifach verlangsamt" genannt. Stellen Sie sich Callanetics als Meditation durch Bewegung vor. Auf diese Weise gelangen Sie tief in Ihren Körper hinein und arbeiten die Muskelstränge Schicht um Schicht durch. Bewegen Sie sich niemals ruck- oder stoßweise. Machen Sie sich bewußt, wie winzig sechs bis zwölf Millimeter sind, messen Sie es nach! Die Bewegung ist nur ein Impuls. Wenn die Anweisung auf 25 Wiederholungen lautet, dann denken Sie dabei an 25 Impulse. Führen Sie diese Zahl von Bewegungen langsam aus und sanft. Nur wenn Sie sich der Geringfügigkeit und Zartheit der Bewegungen bewußt sind, können Sie Callanetics richtig befolgen. Sie werden dann entdecken, daß Ihre Muskeln auf dem Niveau arbeiten, auf dem sie die beste Leistung bringen. Ärgern Sie sich nicht, wenn Sie öfter eine Pause machen müssen oder anfangs nur wenige Wiederholungen schaffen. Sie werden in sehr kurzer Zeit kräftiger sein.

Nichts erzwingen
Ich muß es betonen, weil es so wichtig ist: Sie dürfen nichts erzwingen. Wenn Sie sich strecken, werden Ihre Muskeln das nur innerhalb ihrer Kapazität zulassen, darüber hinaus dürfen Sie sie nicht fordern. Wiederholen Sie das Zusammenziehen – oder Stärken – der Muskeln nur so oft, wie sie es in diesem Stadium zulassen. Das schützt Sie davor, sie über ihre Grenzen hinaus zu beanspruchen. Überanstrengung oder Verletzung könnten die Folge sein.

Seien Sie nicht beunruhigt oder enttäuscht, wenn Sie am Anfang nur zwei oder drei Wiederholungen schaffen; das ist ganz natürlich. Sie werden mit jeder Übungseinheit stärker und mehr leisten können. Am wichtigsten ist, daß Sie lernen, Ihren Rücken zu schützen und zu schonen, damit Sie Rückenschmerzen vorbeugen und Rückenproblemen abhelfen.

Kippen des Beckens
Wenn eine Bewegung der Schlüssel zu Callanetics ist, dann das Kippen des Beckens: Es ist die Verbindung zwischen Oberkörper und Unterkörper. Straffen Sie die Pobacken, und versuchen Sie, dreifach verlangsamt, die Beckenpartie so zu bewegen oder zu „kippen", als wollten Sie das Schambein zum Nabel bringen. Stellen Sie sich vor, an Ihrem Trikot sei ein Band befestigt. Ziehen Sie dieses Band sachte hoch, und Ihr Becken wird kippen. Diese Bewegung streckt Ihre Wirbelsäule und kräftigt die Bauchmuskulatur, die Muskeln der Innen– und Vorderschenkel und des Pos und beim Stehen auch noch die

der Waden und Füße. Die Bewegungsfreiheit der Beckenpartie ist von großer Bedeutung, denn davon hängt die Haltung, die Balance und die Ausrichtung des Körpers ab. Außerdem werden dadurch die Hüftgelenke gelockert und fließende Bewegungen möglich. Je mehr Sie das Becken kippen, desto tiefer ist die Kontraktion der Posmuskeln und desto schneller sind die Resultate.

Atmen

Atmen Sie immer ganz natürlich – und denken Sie daran! Viele Leute vergessen beim Üben tatsächlich, Atem zu holen.

Zählen

Bei einigen Übungen lautet die Anweisung: „Zählen Sie bis ..." Sie sollen dann „Eintausend und eins, eintausend und zwei etc." zählen. Wenn Sie es laut tun, haben Sie zusätzlich die Gewißheit, daß Sie das Atmen nicht vergessen!

Entspannung

Spannen Sie Ihren Körper nicht an. Sanftheit soll Ihre Bewegungen leiten. Wenn Sie nichts forcieren, werden Sie die ganze Wohltat einer Übung empfinden, ohne die Muskeln oder sich selbst anzustrengen. Ziehen Sie aus dem geringsten Aufwand an Mühe die größten Ergebnisse. Das heißt nicht, daß Sie die Übungen nicht spüren werden. Sie werden ihre Wirkung in spezifischen Bereichen fühlen, ohne andere Körperteile und gar den Rücken anzustrengen.

Hingabe

Sagen Sie sich: Dies ist meine Stunde – eine Zeit, die ich mir selbst widme. Denken Sie an schöne und angenehme Dinge, und erlauben Sie Ihren Gedanken, zu schweifen und zu phantasieren. Für alle anderen haben Sie mehr als genug getan. Jetzt sind Sie an der Reihe, sich selbst die gleiche Aufmerksamkeit zu schenken, die Sie sonst anderen Dingen zuwenden. Weil es schnell geht und wirkungsvoll ist, paßt Callanetics in jeden Tagesplan; und weil man keine besondere Ausrüstung dafür braucht, kann man es überall tun. Schon 20 Minuten täglich werden Ergebnisse bringen, auf die Sie sehr stolz sein werden. Die anderen Bücher der Serie leisten das gleiche für Hüften und Po und für die Beine. Dieses Programm ist genau für Sie gemacht. Also gehen Sie's an! Sie werden überrascht sein, wie schnell Sie Resultate sehen und mühelos die vorgeschlagenen Wiederholungen ausführen können. Und denken Sie daran: Das Schlüsselwort heißt Sanftheit.

CALLANETICS
SCHNELLKURS FÜR DEN BAUCH

BAUCHÜBUNGEN

- Die Bauchmuskeln vom Brustbein zum Schambein straffen
- Den Nackenrücken von Spannungen befreien
- Den Nacken strecken
- Zwischen den Schulterblättern die Spannung lösen
- Den Atem erweitern durch Weiten der Brust
- Die Brüste heben durch Stärken der Brustmuskulatur
- Das Doppelkinn abbauen
- Den ganzen Rücken lockern und strecken

BEACHTEN SIE: Diese Übungsfolge scheint auf den ersten Blick kompliziert. Lesen Sie den Text genau durch, bevor Sie damit beginnen, damit Sie verstehen, worauf es ankommt. Der Gewinn wird es Ihnen lohnen. Plagen Sie sich nicht damit, die Übungen exakt so auszuführen, wie auf den Bildern dargestellt. Folgen Sie Ihren eigenen Möglichkeiten, das ist genau richtig. Sollten Sie zunächst nur fünf Wiederholungen schaffen, dann ist das Ihr Maß. Mit der Stärkung der Muskeln kommen Sie auch besser in Form. Lassen Sie sich nicht entmutigen, Sie werden jedesmal mehr Wiederholungen schaffen. Sie arbeiten Ihre Muskeln tiefer und tiefer durch, und in kürzester Zeit wird jede Übung ein Kinderspiel sein. Es ist ratsam, keine Schuhe zu tragen; ihr Gewicht ist einfach zu groß.

Denken Sie daran

- Nicht ruck- und stoßweise bewegen
- Nichts erzwingen
- Arbeiten Sie nach Ihrem eigenen Tempo
- Gönnen Sie sich Atempausen
- Sanftheit ist der Schlüssel zu diesen Übungen

Sich vom Boden erheben

Das Schlimmste, was Sie Ihrem Rücken antun können, ist, wenn Sie sich mit einem Ruck vom Boden abstoßen und gerade aufstehen. Dabei ist es so einfach, sich in einer anmutigen, fließenden und leichten Bewegung zu erheben.

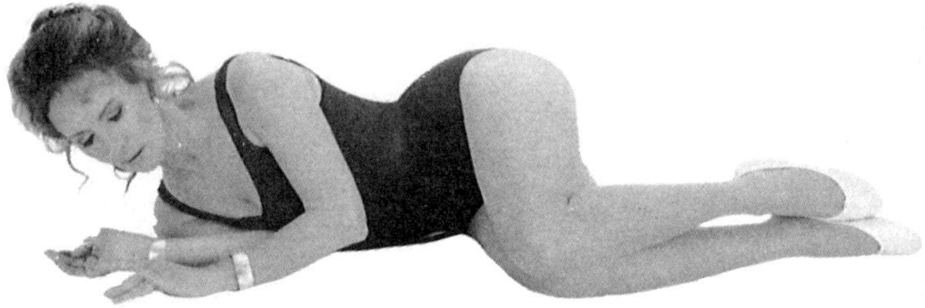

■ Sie liegen mit gebeugten und lockeren Knien auf dem Boden und rollen Rumpf und Knie nach rechts.

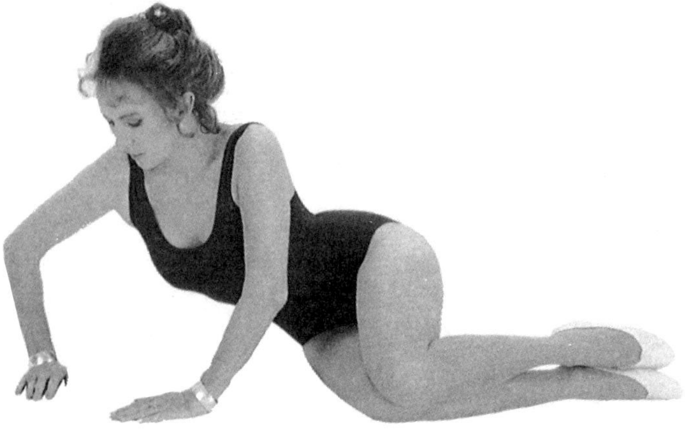

■ Nun legen Sie die Hände nach rechts auf den Boden und heben sich in einer dreifach verlangsamten Bewegung sanft in eine sitzende Position.

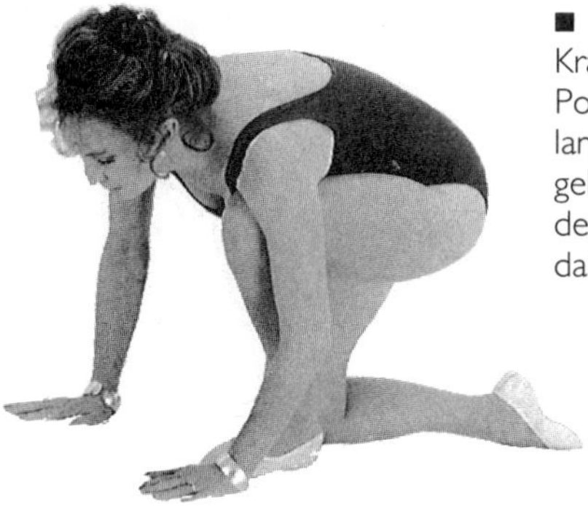

■ Dann bringen Sie sich durch die Kraft Ihrer Arme in eine kniende Position. Ziehen Sie in dreifach verlangsamter Bewegung das linke Bein gebeugt hoch, bis der linke Fuß auf dem Boden ruht. Blockieren Sie dabei nicht Ihre Ellbogen.

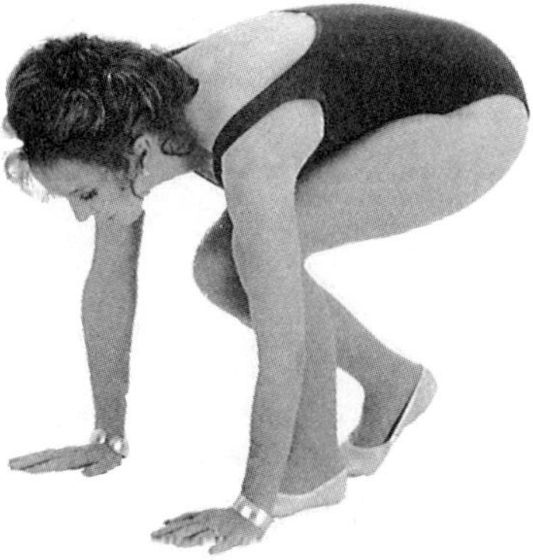

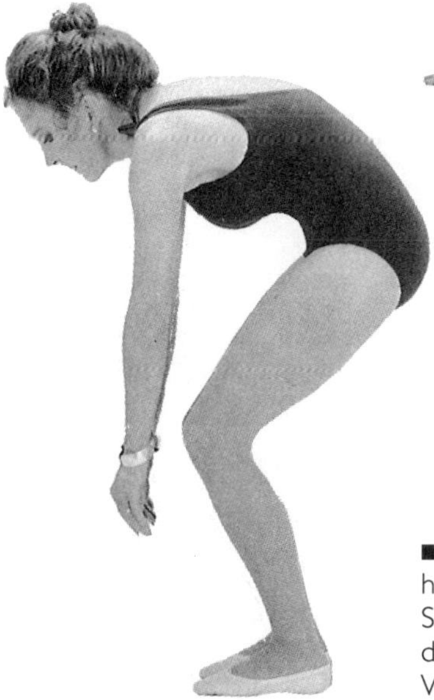

■ Ziehen Sie das rechte Bein ebenso hoch. Straffen Sie den Po, und kippen Sie das Becken. Dann richten Sie sich durch sanftes Strecken Wirbel für Wirbel auf in den Stand.

Auf und ab

DIESE ÜBUNG

- streckt das Rückgrat
- lockert die Knie

Ausführung

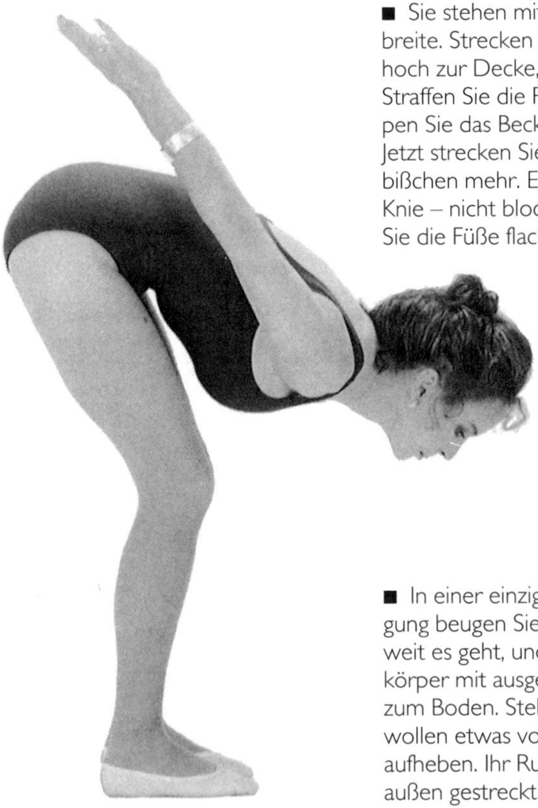

■ Sie stehen mit den Füßen in Hüftbreite. Strecken Sie beide Arme so hoch zur Decke, wie Sie können. Straffen Sie die Pobacken, und kippen Sie das Becken (siehe S. 14). Jetzt strecken Sie sich noch ein bißchen mehr. Entspannen Sie Ihre Knie – nicht blockieren! –, und halten Sie die Füße flach auf dem Boden.

■ In einer einzigen weichen Bewegung beugen Sie sanft die Knie, so weit es geht, und senken den Oberkörper mit ausgestreckten Armen zum Boden. Stellen Sie sich vor, Sie wollen etwas vor sich vom Boden aufheben. Ihr Rumpf ist ganz nach außen gestreckt.

■ Schwingen Sie nun sanft die Arme zurück, und strecken Sie sie hinter dem Körper so hoch, wie Sie können. Ihre Knie werden sich dabei leicht strecken und Ihr Po sich mit der Bewegung der Arme in den Rücken und aufwärts heben.

HINWEIS: Wenn Sie Ihre Arme wie oben zurückgeschwungen haben, erreichen Sie einen der wenigen Momente, in denen das Becken nicht gekippt ist.

■ In dem Augenblick, in dem Sie die Bewegung umgekehrt in die Ausgangsposition zurückführen, straffen Sie den Po und kippen das Becken so hoch es nur irgend geht. Halten Sie es gekippt, bis Ihre Arme wieder hoch zur Decke zeigen. Wenn Sie ein Hohlkreuz haben, kippen Sie das Becken noch höher.

Wiederholungen

Arbeiten Sie sich vor auf **5**

Achtung

- Wölben Sie nicht den Rücken, wenn Sie die Arme zur Decke strecken.
- Verkrampfen Sie nicht Ihre Knie oder Füße.
- Verspannen Sie nicht Schultern oder Nacken.

Hüftstreckung

DIESE ÜBUNG

- streckt die Taille, die Wirbelsäule, den Schulternrücken und den unteren Armbereich
- verschlankt die Taille

HINWEIS: Denken Sie daran – je kräftiger Ihr Körper wird, desto weniger Schwierigkeiten haben Sie, das Becken hochzukippen. Wenn Sie das feststellen, können Sie bei dieser und der folgenden Übung zur Unterarmstraffung die Beine bei lockeren Knien auch gerade halten.

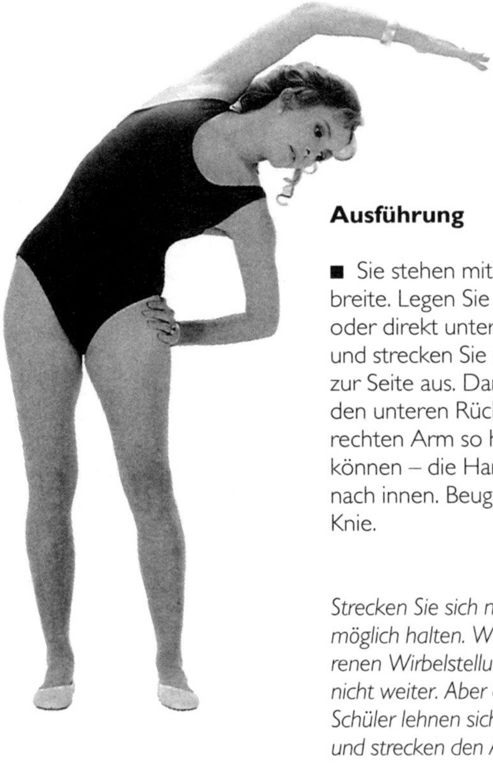

Ausführung

■ Sie stehen mit den Füßen in Hüftbreite. Legen Sie die linke Hand auf oder direkt unter die linke Hüfte, und strecken Sie den Ellbogen gerade zur Seite aus. Damit schützen Sie den unteren Rücken. Heben Sie den rechten Arm so hoch, wie Sie können – die Handfläche weist dabei nach innen. Beugen Sie leicht die Knie.

Strecken Sie sich noch mehr, als Sie für möglich halten. Wegen meiner angeborenen Wirbelstellung komme ich dabei nicht weiter. Aber die meisten meiner Schüler lehnen sich viel weiter zur Seite und strecken den Arm besser.

Wenden Sie sich in einer weichen und anhaltenden Bewegung zur anderen Seite.

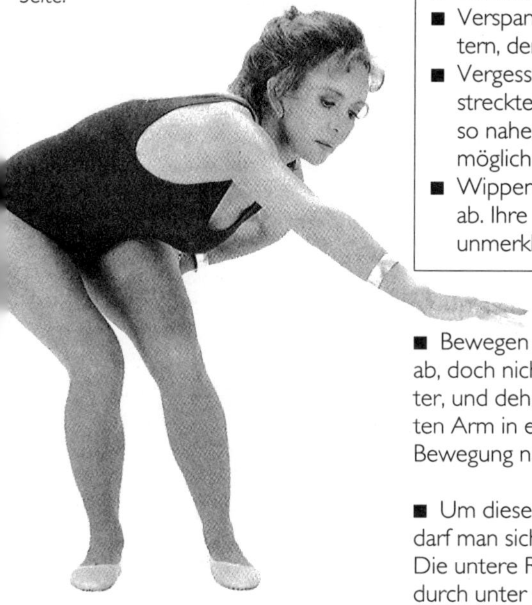

Achtung

- Überdehnen Sie sich nicht.
- Verspannen Sie nicht die Schultern, den Nacken oder die Knie.
- Vergessen Sie nicht, den ausgestreckten Arm so gerade und so nahe am Kopf zu halten, wie möglich.
- Wippen Sie nicht auf und ab. Ihre Bewegung soll fast unmerklich sein.

■ Straffen Sie den Po, und kippen Sie das Becken so hoch es nur geht. Versuchen Sie den rechten Arm noch höher zu nehmen, bis Sie merken, daß Ihr Trikot an der Stelle hochrutscht. Dadurch bringen Sie Ihren Rumpf zu größerer Streckung. Lehnen Sie sich sanft ganz, ganz weit nach links, der rechte Arm bleibt gestreckt – und dann noch ein bißchen weiter strecken.

Wiederholungen

Arbeiten Sie sich vor auf **75**

■ Bewegen Sie den Rumpf auf und ab, doch nicht mehr als 6-12 Millimeter, und dehnen Sie dabei den rechten Arm in einer weichen, fließenden Bewegung nach links.

■ Um diese Streckung aufzulösen, darf man sich nicht einfach aufrichten. Die untere Rückenpartie würde dadurch unter Druck gesetzt. Darum: Beugen Sie sich tief in die Knie, und wenden Sie den rechten Arm und den Körper sanft nach vorn und in der gleichen weichen, anhaltenden Bewegung nach rechts. Dabei spüren Sie die Dehnung der Wirbelsäule.

■ Wenn Sie merken, daß Ihr Rücken völlig entspannt ist und Sie sich nicht weiter nach rechts wenden können, kehren Sie langsam in die Ausgangsposition zurück, indem Sie den Po straffen, das Becken kippen und sich in der Wirbelsäule – Wirbel für Wirbel – wieder strecken.

■ Wiederholen Sie diese Übung auf der anderen Seite.

Unterarmstraffung

DIESE ÜBUNG

- weitet und dehnt die Brust
- strafft die Unterarme
- streckt Rückgrat und Bauchmuskulatur
- lockert und beseitigt Spannung im Nacken und zwischen den Schulterblättern

HINWEIS: Je besser Sie bei erhobenen Armen und eingedrehten Daumen Ihre Ellbogen strecken können, desto mehr straffen sich die Unterarme, desto lockerer werden die Muskeln zwischen den Schultern, desto straffer Ihre Brustmuskeln.

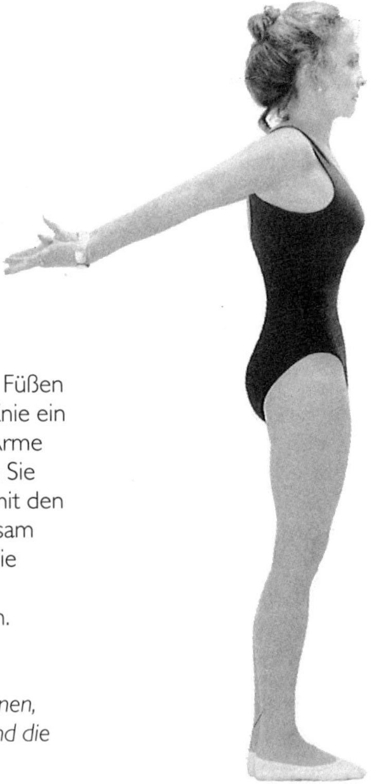

Ausführung

■ Sie stehen aufrecht mit den Füßen in Hüftbreite. Beugen Sie die Knie ein klein wenig. Nehmen Sie die Arme hoch und zur Seite, und halten Sie sie ganz gerade in einer Linie mit den Schultern. Rollen Sie jetzt langsam Ihre Hände vorwärts, so daß die Handflächen nach oben und die Daumen zur Decke weisen.

HINWEIS: Auch wenn Sie erkennen, daß die Beine gerade stehen, sind die Kräfte entspannt.

■ Ihre Knie sind immer noch ein bißchen gebeugt, und nun straffen Sie den Po und kippen das Becken so hoch es geht. Dadurch wird der untere Rücken geschützt. Passen Sie auf, daß Ihr Rückgrat gerade ist und Ihr Kopf aufrecht. Heben Sie die Schultern, um die Wirbelsäule noch weiter zu strecken.

■ Bewegen Sie nun die Arme sanft hinter den Rücken. Ihre Schultern werden herabsinken, wenn Sie die Arme nach hinten führen. Versuchen Sie, die Hände in Schulterhöhe und die Arme gerade zu halten. Am Ende wird das gehen. Bewegen Sie nun die Arme ohne Rucken einen kleinen Zentimeter vor und zurück. Halten Sie dabei die Arme möglichst hoch, doch erzwingen Sie nichts. Auch die Handgelenke müssen gedreht bleiben.

Wiederholungen

Arbeiten Sie sich vor auf **75**

Achtung

- Lassen Sie das Becken nicht zurückkippen.
- Lassen Sie nicht zu, daß die Schwerkraft Ihre Arme hinabzieht; sie müssen ganz oben bleiben.
- Verspannen Sie den Körper nicht, und denken Sie besonders an Ihren Nacken.
- Blockieren Sie nicht die Knie; sie bleiben locker.

Nackenlockerung I

DIE BEIDEN FOLGENDEN ÜBUNGEN

- lockern Nacken und Schultern
- strecken die Wirbelsäule
- halten die Nackenpartie beweglich

Ausführung

■ Sie stehen aufrecht mit den Füßen in Hüftbreite. Entspannen Sie Ihre Schultern, und beugen Sie die Knie. Straffen Sie den Po, und kippen Sie das Becken möglichst hoch.

■ Lassen Sie den Kopf dreifach verlangsamt hinabsinken und das Kinn auf der Brust ruhen.

■ Bewegen Sie ebenso langsam das Kinn ganz weit hinüber zur rechten Schulter.

■ Dann recken Sie Ihr Kinn hoch zur Decke und strecken sich zugleich hinten im Nacken.

■ Lassen Sie das Kinn sacht wieder zur Brust sinken.

■ Wenden Sie Ihr Kinn hinüber zur linken Schulter, und dann strecken Sie es wieder, so hoch es geht.

■ Lassen Sie es wieder zur Brust sinken.

Wiederholungen

4mal nach jeder Seite

Achtung

■ Vermeiden Sie jede harte oder abrupte Bewegung.

■ Sie dürfen die Schultern weder hochziehen noch verkrampfen.

■ Verkrampfen Sie nicht die Kinnlade.

■ Strecken Sie den Bauch nicht heraus, und machen Sie kein Hohlkreuz.

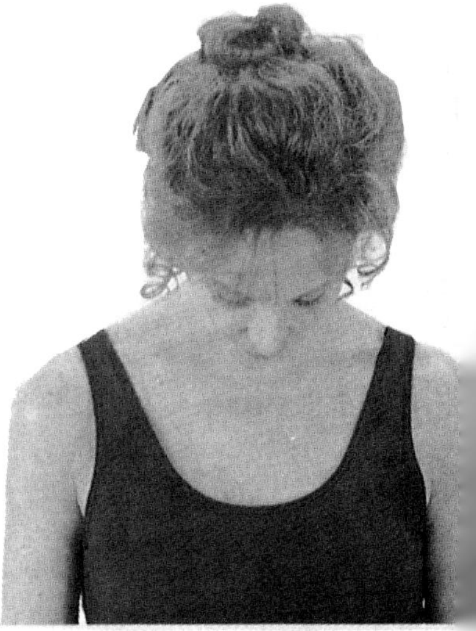

Nackenlockerung 2

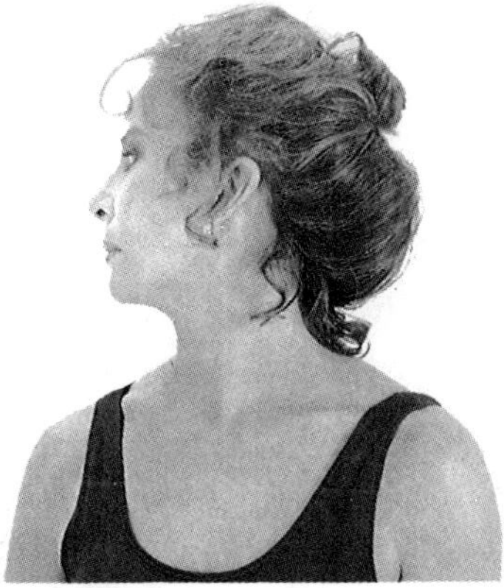

Ausführung

■ Dieselbe entspannte Haltung: Die Schultern sinken zu Boden, der Po ist gestrafft, das Becken gekippt, und die Knie sind locker. Nun schauen Sie gemächlich hinüber zur rechten Schulter, als unterhielten Sie sich mit jemandem hinter Ihnen.

■ In dreifach verlangsamter Bewegung drehen Sie nun den Kopf zum Blick über die linke Schulter.

■ Dann richten Sie Blick und Kopf langsam wieder geradeaus.

Wiederholungen
4mal nach jeder Seite

Achtung

- Verspannen Sie nicht Ihre Schultern; sie sollen locker zu Boden hängen. Sie dürfen sie nicht hochziehen – und genau das geschieht natürlicherweise beim Strecken des Nackens, wenn Sie nicht darauf achten.
- Bewegen Sie weder den Körper noch die Schultern.
- Entspannen Sie nicht den Po, und kippen Sie das Becken nicht zurück.
- Blockieren Sie nicht die Knie.
- Wenden Sie den Nacken nicht ruckweise.

Der Kniebogen

Die Wirkungen der drei folgenden Übungen stehen auf Seite 15!

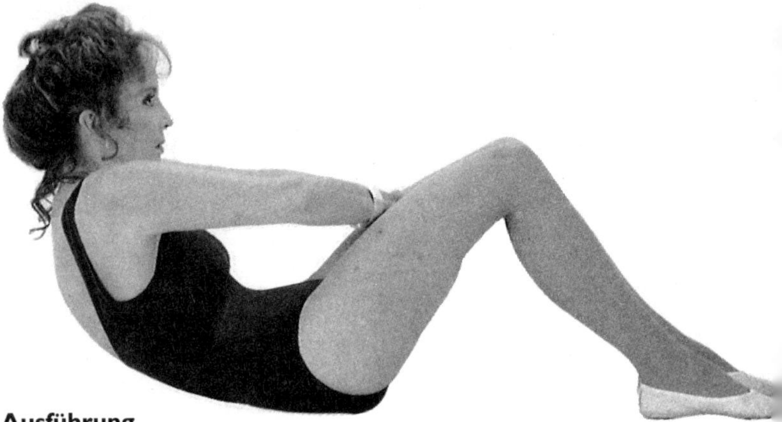

Ausführung

■ Sie liegen auf dem Boden, die Knie sind gebeugt, die Füße hüftbreit flach auf dem Boden und die Arme zu beiden Seiten. Entspannen Sie die Schultern. Ihr Kopf bleibt auf dem Boden, wenn Sie nun mit Ihrer ganzen Kraft an die Innenschenkel greifen. Nehmen Sie die Ellbogen ganz weit nach außen, und recken Sie sie dann hinauf zur Decke. Sie strecken so die oberen Rückenmuskeln.

■ Die untere Rückenpartie bleibt entspannt auf dem Boden, wenn Sie nun Kopf und Schultern langsam nach oben runden, bis Ihre Nase zur Brust weist. Zugleich bringen Sie die Ellbogen noch weiter nach außen und hoch zur Decke – und halten sich dabei mit aller Kraft an den Innenschenkeln fest.

■ Wenn Sie den Rumpf rund gemacht haben, senken Sie sanft und langsam die Arme und strecken sie 15-20 Zentimeter beidseits der Beine nach vorn aus.

■ Und nun bewegen Sie dreifach verlangsamt Ihren Oberkörper sacht um einen Zentimeter vor und zurück. Der Po und der untere Rücken sinken dabei völlig entspannt in den Boden.

■ Wenn Sie bei den ersten Versuchen Anspannung im Nacken spüren, können Sie mit den Händen hinter den Kopf greifen, den Nacken in die Handflächen betten und dabei die Ellbogen nach außen halten.

HINWEIS: Achten Sie auf die starke Rundung! Wenn Ihr Rumpf ein wenig zurückfällt, ist das normal. Am Anfang sind bei den meisten die Bauchmuskeln nicht stark genug, eine Position wie auf den Abbildungen einzuhalten.

■ Wenn Sie nach den ersten vier Übungsintervallen noch die Anspannung im Nacken spüren, sollten Sie es mit der Beugeübung auf Seite 41 ff. versuchen. Halten die Beschwerden dann noch an, so fragen Sie Ihren Arzt um Rat, denn das könnte auf chronische Bandscheibenprobleme hinweisen. Zunächst einmal ist dieses unbehagliche Gefühl im Nackenrücken natürlich, weil es durch den täglichen Streß bedingt ist Wenn keine chronischen Probleme zugrunde liegen, wird es verschwinden. Sie erleben dann ein völlig neues Gefühl in den Muskeln beidseits des Nackens.

■ Wenn Sie während der winzigen Bewegungsimpulse des Oberkörpers zur Brust hin eine Anstrengung des unteren Rückens empfinden, so ist das gewöhnlich darauf zurückzuführen, daß Sie die Muskeln dort anspannen, statt sich locker dem Boden zu überlassen. Stellen Sie nach den ersten sechs Übungsintervallen keine sichtbaren Resultate fest, dann liegt möglicherweise eine Gesundheitsstörung vor, und Sie sollten den Arzt aufsuchen.

■ Am Ende der Übung rollen Sie den Rumpf wieder Wirbel für Wirbel ab zum Boden.

Wiederholungen

Arbeiten Sie sich vor auf **100**

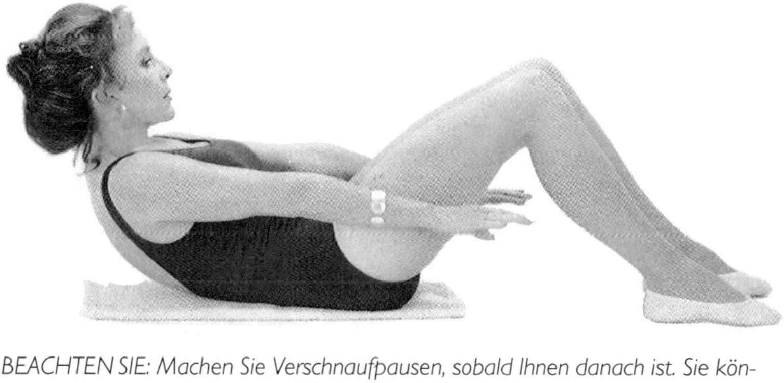

BEACHTEN SIE: Machen Sie Verschnaufpausen, sobald Ihnen danach ist. Sie können dabei mit den Händen wie eingangs wieder fest an die Innenschenkel greifen und diese Startposition einhalten. Ehe Sie fortfahren, nehmen Sie dann die Ellbogen wieder nach außen und oben und runden den Körper nach Kräften. Oder aber: Sie rollen sich Wirbel für Wirbel ab zum Boden und ruhen aus. Dann müssen Sie anschließend die Übung mit Schritt eins von vorn aufnehmen.

Wenn Sie spüren, daß Ihr ganzer Körper sich vor und zurück bewegt
Heben Sie die Füße 2-5 Zentimeter an! Diese oder eine wippende Bewegung zeigt an, daß Ihre Rückenmuskeln die Bauchmuskeln entlasten wollen.

Wenn Sie spüren, daß Sie die Übung nicht im Griff haben oder Spannung im unteren Rücken entsteht
Schieben Sie die Füße ein klein wenig vom Körper weg; oder nehmen Sie den Rumpf einen Zentimeter zurück! Ist es immer noch zu schwierig, so geben Sie einen weiteren Zentimeter zu.

BEACHTEN SIE: Wenn Sie diese Position zum erstenmal einnehmen, muß Ihre Nase direkt zur Brust weisen! Wenn Sie erst einmal die richtige Kraft in den Bauchmuskeln aufgebaut haben, können Sie die Nase weiter zur Brust strecken oder auch den Kopf ein wenig anheben und über die Knie schauen. Niemals jedoch zur Decke: Die Position des Nackens dürfen Sie prinzipiell nicht ändern, sondern höchstens die des Kopfes. Wählen Sie die bequemere Haltung.

Achtung

- Spannen Sie die Bauchmuskeln nicht an, dadurch entsteht ein Druck auf den unteren Rücken. Sie arbeiten auch ohne dies intensiv genug.
- Spannen Sie sich nicht nach oben. Entspannen Sie sich im unteren Rücken in den Boden hinein.
- Rumpf und Schultern dürfen nicht zurücksinken. Sie sind ganz weit vom Boden weg gerundet.
- Bewegen Sie bei den winzigen Impulsen weder Arme, Schultern noch Nacken getrennt. Alles bewegt sich in einer Einheit mit dem Rumpf!
- Verkrampfen Sie nicht die Pobacken. Sind sie locker, so nehmen sie Druck aus dem unteren Rücken und bewegen sich überhaupt nicht.
- Verspannen Sie nicht die Beine oder den Nacken.
- Nicht wippen und rucken.

Hebungen mit einem Bein

Die meisten Menschen wissen gar nicht, daß sie die Zehen spitzen können, ohne überhaupt die Beinmuskeln anzuspannen. In den folgenden Übungen – ob mit einem Bein oder beiden – spitzen Sie die Zehen: Aber die Beine müssen Sie völlig entspannt halten. Das ist eine fabelhafte Gelegenheit, die Körperpartien unabhängig voneinander entspannen zu lernen.

Ausführung

■ Sie liegen mit gebeugten Knien und hüftbreit gespreizten Füßen auf dem Boden. Nun heben Sie sanft das rechte Bein gestreckt in die Vertikale, so daß die Zehen zur Decke zeigen, und greifen mit beiden Händen unter dem Knie um den rechten Oberschenkel. Beide Ellbogen sind so weit wie möglich nach außen und dann nach oben zur Decke gedrückt. Wenn Sie anfangs das rechte Knie etwas beugen müssen, ist das in Ordnung.

■ Dann heben Sie dreifach verlangsamt zuerst den Kopf an und runden dann den gesamten Rumpf nach vorn. Gleichzeitig führen Sie die Ellbogen weiter nach außen und oben, um den oberen Rücken zu strecken. Ihre Nase richten Sie dabei auf den Brustkorb.

In diesen Bauchübungen soll das erhobene Bein in einer Linie mit den gelockerten Füßen und gespitzten Zehen zur Decke zeigen. Wenn Sie kräftiger werden, können Sie das Bein so weit absenken wie auf Seite 30 dargestellt.

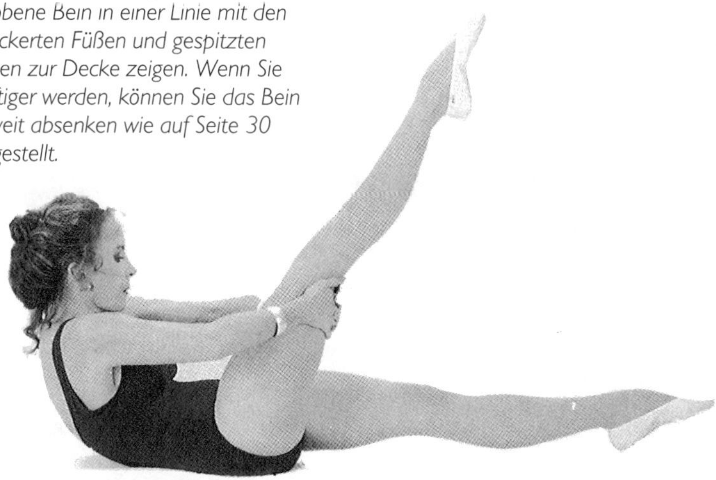

■ Wenn Sie sich gar nicht mehr weiter rund machen können, strecken Sie langsam das linke Bein fußhoch gerade aus. Wenn Ihnen das am Anfang zu schwer erscheint, können Sie das linke Bein auch auf den Boden legen oder es wieder in die gebeugte Startposition zurückbringen.

■ Lösen Sie die Hände vom Schenkel, und strecken Sie sie eine Hand hoch vom Boden entfernt zu den Füßen hin.

■ Nun haben Sie die Ausgangsposition erreicht, aus der Sie Ihren Rumpf dreifach verlangsamt etwa einen Zentimeter vor und zurück bewegen.

■ Wenn Sie diese Übung beenden, beugen Sie in dreifach verlangsamter Bewegung – es geht gar nicht anders! – sanft und nacheinander die Knie, setzen beide Füße flach auf den Boden und senken den Rumpf Wirbel für Wirbel langsam zurück, bis Sie wieder auf dem Rücken liegen.

■ Wiederholen Sie die Übung mit dem anderen Bein.

Wiederholungen
Arbeiten Sie sich vor auf **100**

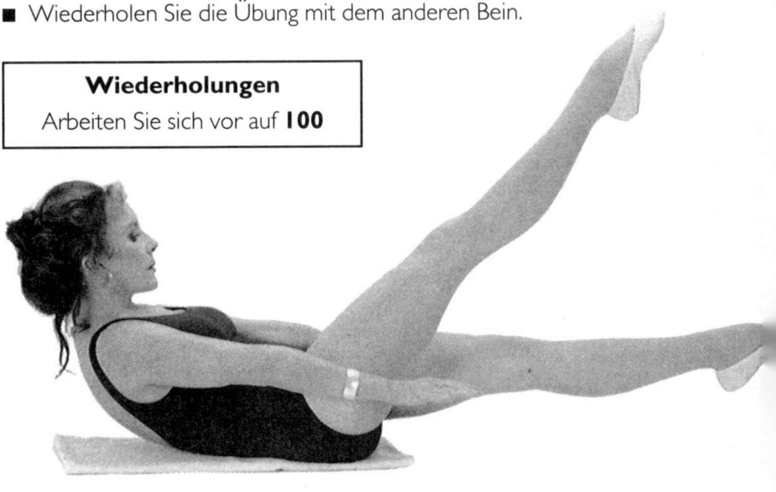

■ Sobald Ihnen diese Bewegung leichtfällt, senken Sie das erhobene Bein jeweils einen Zentimeter. Spüren Sie dabei jedoch eine Anstrengung unten im Rücken, so ist das ein Zeichen dafür, daß Ihre Bauchmuskeln noch nicht stark genug sind. Dann heben Sie das Bein zentimeterweise wieder nach oben, bis die Anspannung verschwindet.

HINWEIS: Je weiter sich Ihre Beine senken, desto kräftiger arbeiten Ihre Bauchmuskeln.

Wenn diese Übung noch zu schwerfällt oder Sie Druck im unteren Rücken empfinden
Heben Sie das gestreckte Bein sacht ein wenig höher, oder senken Sie den Rumpf einen Zentimeter zum Boden.

Wenn Sie eine Atempause brauchen

Ziehen Sie das rechte Bein in eine bequeme Position zu sich heran, umfassen Sie es mit beiden Händen unter dem Knie, halten Sie Ihren Rumpf rund und die Ellbogen nach außen – und atmen Sie tief und natürlich durch. Wenn nötig, können Sie auch das linke Bein auflegen oder das linke Knie anziehen und den Fuß aufsetzen.

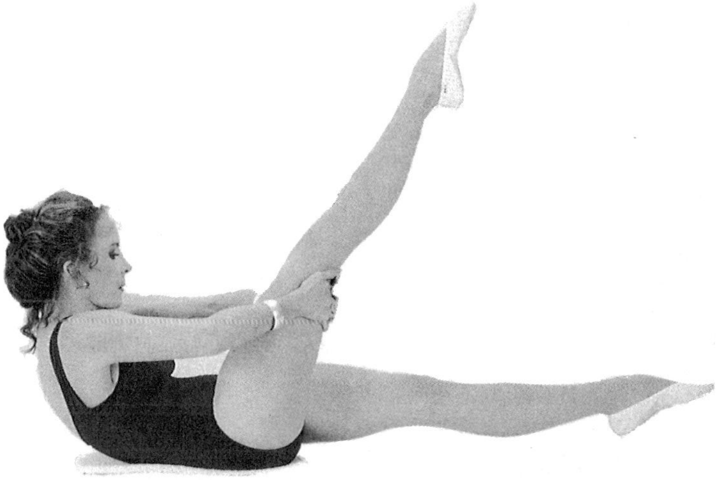

Wenn Sie fortfahren, kehren Sie zur Startposition zurück. Das heißt: rechtes Bein hoch, Fuß locker geradeaus und die Zehen zur Decke gespitzt. Die dargestellte Haltung werden Sie nach einiger Übung erreichen.
Wenn Sie Anstrengung im Nacken verspüren, greifen Sie mit den Händen hinter den Kopf und legen ihn in die Handflächen – immer mit den Ellbogen nach außen. Wenn Sie lieber ganz ausrasten wollen, dann senken Sie den Rumpf Wirbel für Wirbel zu Boden.
Sanftheit ist immer das Schlüsselwort!

Achtung

- Verkrampfen Sie nicht mit dem Körper. Er soll locker sein wie eine Stoffpuppe.
- Wenn Sie in der Startposition sind, dürfen Sie das Bein nicht zum Gesicht ziehen – nur senkrecht halten! Wenn Sie kräftiger werden, können Sie es nach unten senken.
- Achten Sie darauf, daß Sie nicht die Rückenmuskeln in Anspruch nehmen. Sie bleiben entspannt. Wie weit Sie den oberen Rücken runden können, hängt davon ab, wie weit seine Muskeln gedehnt und wie kräftig Ihre Bauchmuskeln geworden sind.
  Wenn Sie das Gefühl haben, daß die Übung zu schwierig wird oder Ihre Rückenmuskeln belastet werden, heben Sie das gestreckte Bein einen Zentimeter höher. Je mehr Sie das erhobene Bein absenken können, desto mehr hat Ihre Bauchmuskulatur zu arbeiten – aber für diese intensive Beanspruchung muß sie bereit sein.
- Passen Sie auf, daß Ihr Oberkörper nicht zurücksinkt. Halten Sie ihn so rund, wie es irgend geht.
- Verkrampfen Sie nicht die Beine, die Bauchmuskeln oder den Nacken.
- Denken Sie an die Ellbogen: weit und hoch nach außen strecken, wenn Sie sich von der Ausgangs- in die Startposition bewegen!
- Richten Sie niemals das Gesicht zur Decke: Das belastet den Nacken!
- Spannen Sie die Pobacken nicht an,

Hebungen mit beiden Beinen

Ausführung

HINWEIS: Wenn Sie mit dieser Übung beginnen, sollen die Beine in senkrechter Haltung mit entspannten Füßen und gespitzten Zehen zur Decke zeigen. Wenn Sie dann stärker werden, sind Sie imstande, die Beine wie auf dem Bild abzusenken.

■ Sie liegen mit den Füßen in Hüftbreite flach auf dem Boden, ziehen nacheinander die Knie gebeugt zur Brust und strecken dann beide Beine vertikal zur Decke aus.

■ Umfassen Sie die Oberschenkel mit beiden Händen, strecken Sie die Ellbogen weit nach außen und oben, und dann runden Sie wieder den Rumpf, bis die Nase zum Brustkorb zeigt – zugleich werden die Ellbogen noch weiter gereckt. Versuchen Sie, die Beine gerade zu halten; es ist jedoch nicht schlimm, wenn Sie sie anfangs etwas beugen müssen.

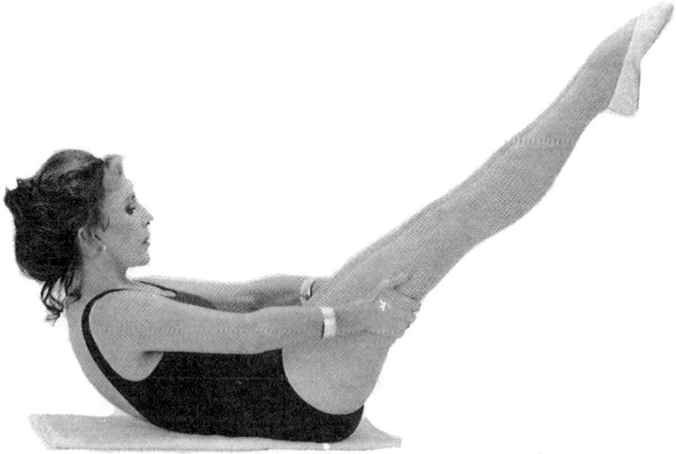

■ Wenn Sie sich ganz rund gemacht haben, lassen Sie die Beine los und strecken die Arme in einer Höhe von 15-30 Zentimetern nach vorn aus.

■ Jetzt bewegen Sie den Rumpf sanft um 8-12 Millimeter vor und zurück.

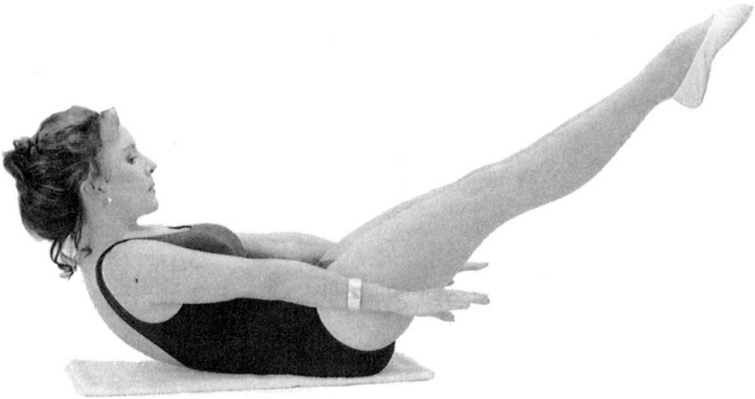

■ Wenn Ihnen diese Bewegung leichtfällt, senken Sie die Beine jeweils um einen Zentimeter. Doch gehen Sie dabei nur so weit, wie es Ihnen ohne Anstrengung des unteren Rückens gelingt. Ihre Beine sollen sich wie Federn fühlen.

■ Wenn Sie spüren, daß die Muskeln unten im Rücken beansprucht werden oder er sich zu krümmen beginnt, so ist das wieder ein Anzeichen dafür, daß Ihre Bauchmuskeln für diese Position noch nicht stark genug sind.

■ Heben Sie in diesem Fall Ihre Beine zentimeterweise langsam an, bis Sie absolut keinen Druck unten im Rücken mehr fühlen und er sich nicht mehr wölbt – dann setzen Sie die Übung in dieser Position fort.

■ Am Ende der Übung beugen Sie dreifach verlangsamt die Knie und setzen die Füße nacheinander zu Boden. Dann senken Sie den Rumpf ab – Wirbel für Wirbel. Entspannen Sie sich vollkommen.

Wiederholungen

Arbeiten Sie sich vor auf **100**

HINWEIS: Sie sollen überhaupt keine Anspannung im Körper verspüren, der untere Rücken bleibt immer flach auf dem Boden und wölbt sich nicht. Es verlangt ungeheuer viel Kraft und Kontrolle, die Beine niedriger zu bringen und den Körper dennoch so locker wie eine Stoffpuppe auf dem Boden zu fühlen. Erzwingen Sie nichts!

Wenn Sie eine Verschnaufpause brauchen

Fassen Sie mit beiden Händen um die Oberschenkel, halten Sie den Rumpf gerundet, die Ellbogen zur Seite gereckt – und atmen Sie tief und natürlich durch. Bevor Sie zu zählen fortfahren, runden Sie den Rumpf wieder stärker, strecken die Ellbogen aus und führen dann die Hände wieder nach vorn.

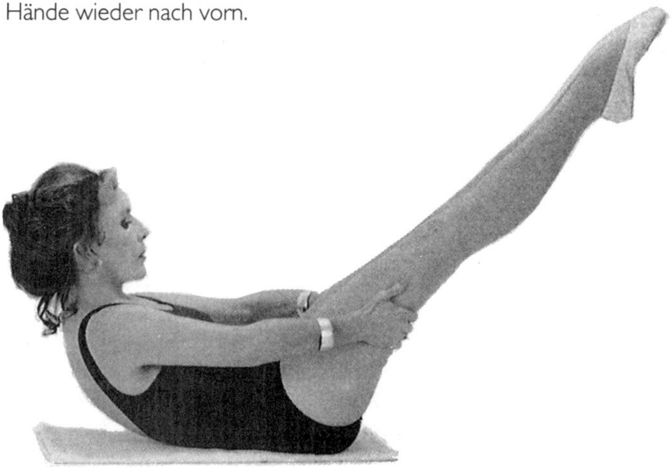

Wenn Sie die Beine einmal so tief halten können wie ich, müssen Sie vor einer Atempause die Beine sanft in eine höhere Position bringen, damit Sie die Schenkel bequem umfassen können.

Achtung

- Senken Sie die Ellbogen nicht. Sie müssen vor der Startposition weit nach oben und außen gereckt sein.
- Ihr Oberkörper muß ganz rund vom Boden weggehalten werden.
- Verkrampfen Sie sich nicht: besonders Beine und Nacken entspannen.
- Verspannen Sie die Bauchmuskeln nicht.
- Ihr unterer Rücken darf sich nicht wölben oder vom Boden lösen. Das ist ein weiteres Anzeichen dafür, daß die Bauchmuskulatur noch nicht kräftig genug ist, die eingenommene Position auszuhalten. Wenn es geschieht, heben Sie die Beine einen Zentimeter. Reicht das nicht, so abermals – bis Sie eine bequeme Position erreicht haben. Versuchen Sie, den unteren Rücken ganz in den Boden zu versenken.
- Spannen Sie die Pobacken nicht an.

Open and Close

Diese Übung baut die Muskulatur des gesamten Körpers auf. In der Ballettschule habe ich sie zusammen mit anderen Schülern gerne vor den Lektionen gemacht, um Ausdauer, Kraft und eine höhere Reichweite der Beine zu trainieren. Am Anfang müssen Sie damit rechnen, daß Sie mit zunehmender Zahl der Wiederholungen die Beine immer weniger hoch bringen. Sie machen es trotzdem richtig. Mit der Zeit gibt sich das. Ich kenne Leute, die noch in den Siebzigern mühelos und ohne Pause die Beine immer in diesselbe Höhe bringen!

Wie so oft bei Callanetics muß man auch diese Übung behutsam und mit Respekt angehen. Die meisten Menschen mit Rückenproblemen haben rasch herausgefunden, daß ihnen „Open and Close" hervorragend hilft: weil sie ihre Grenzen kannten und nicht forcierten. Sie haben aufgehört, wenn sie eine Anstrengung des unteren Rückens spürten, und nur soviel getan, wie ihnen zu diesem Zeitpunkt zuträglich war. Auch wenn dies im Grunde eine Beinübung ist, verlangt sie einen enormen Einsatz der Bauchmuskeln. Deshalb überträgt sich der Krafteinsatz unweigerlich auf den unteren Rücken, wenn Ihre Unterleibsmuskulatur noch nicht stark genug ist: Und das soll nicht sein! Bauen Sie also Ihre Kräfte langsam auf, und Sie werden bald mit Vergnügen feststellen, daß auch Ihre Bauchmuskeln kräftiger werden.

HINWEIS: Wenn Ihre Kräfte nachlassen oder sich auf den untern Rücken verlagern, dann senken Sie die Beine um einige Zentimeter, oder beugen Sie die Knie während der Bewegungsphase. Oder legen Sie eine Verschnaufpause ein. Wenn Sie dann immer noch den Druck unten im Rücken verspüren, müssen Sie die Übung aussetzen, bis sie mehr Kraft in den Bauch- und Beinmuskeln entwickelt haben.

Beachten Sie

Die Höhe spielt keine Rolle. Arbeiten Sie auf Ihrem eigenen Niveau. Es kann sehr wohl sein, daß Sie am Anfang einfach die Beine über den Boden bewegen. Die Aufnahmen hier zeigen Ihnen, was Sie durch Callanetics erreichen können!

Vergessen Sie nicht

Die „Open and Close"-Übung will mit Respekt behandelt sein.

Ausführung

HINWEIS: Das ist eine Übung, die man auch sehr gut untertags an einem Tisch oder Stuhl zur eigenen Ermunterung machen kann.

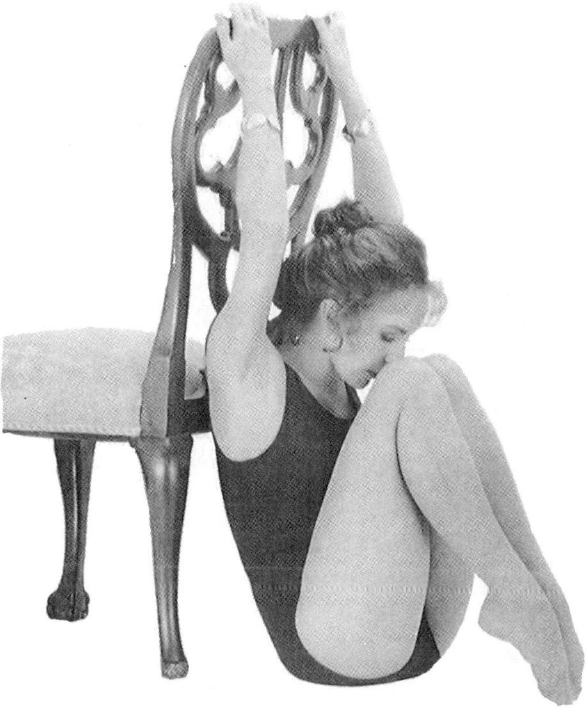

■ Zu Beginn der Übung sollten Sie vollkommen entspannt sein. Sie sitzen auf dem Boden mit dem oberen Rücken an einem Sofa oder einem Schreibtisch und halten sich oben fest, als sei eine Stange über Ihrem Kopf. (Manche Leute benutzen eine solide Kommode und ziehen oben eine Schublade als Stange heraus.) Wenn Sie eine Gymnastikstange haben, sitzen Sie darunter und legen die Hände oder Handgelenke leicht obenauf. Anfangs werden Sie sich freilich wie der Teufel daran festklammern.

■ Beugen Sie die Knie, und ziehen Sie sie zur Brust. Spitzen Sie die Zehen. Rutschen Sie mit dem Po 10-15 Zentimeter vor, damit Sie nicht auf dem Steißbein sitzen. Senken Sie sanft das Kinn: Dadurch wird das Rückgrat besser gestreckt.

■ Nun strecken Sie langsam die Beine, auch wenn Sie Ischias haben, halten die Knie leicht gebeugt, ohne sie zu blockieren, und spitzen die Zehen so hoch wie möglich zur Decke. Sie sitzen da wie ein Klappmesser – aber erzwingen Sie nichts!

■ In dreifach verlangsamter Bewegung spreizen Sie jetzt die Beine, so weit Sie können – und dann führen Sie sie wieder zusammen: Open and Close.

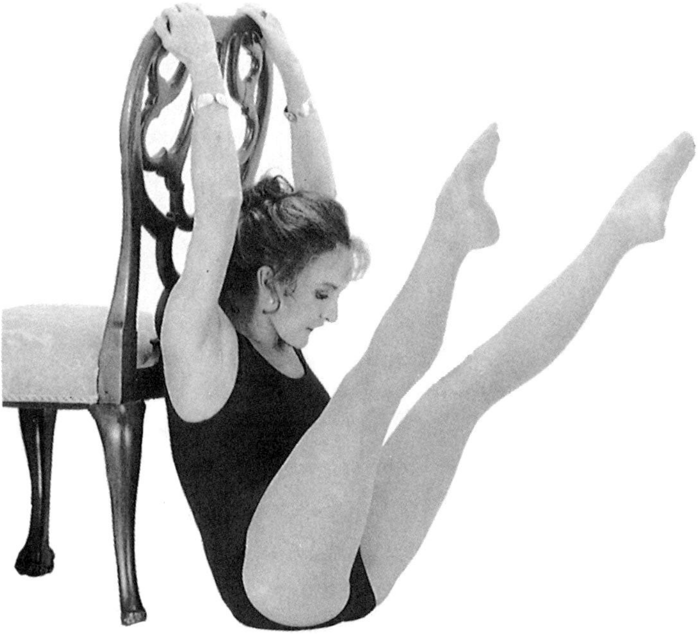

HINWEIS: Man braucht unglaublich viel Kraft, um die Beine mühelos in diese Höhe zu bringen. Gehen Sie nach Ihren eigenen Möglichkeiten vor, Sie müssen diese Höhe nicht auf Anhieb erreichen. Doch Sie werden erstaunt sein, wie rasch dies bei regelmäßiger Übung geschieht.

Wiederholungen
Arbeiten Sie sich auf **zweimal 5** vor

■ Am Schluß der Übung beugen Sie sanft die geschlossenen Knie, ziehen die Beine nahe an den Körper und setzen sie zu Boden.

Wenn Ihne diese Übung sehr leicht fällt

Rutschen Sie mit dem Po ein wenig zurück, und sie wird schwieriger. Man kann dann die Beine nicht mehr so leicht heben – versuchen Sie es nur! Je höher Sie die Beine heben können, desto größere Ansprüche stellt „Open and Close".

Achtung

- Vertrauen Sie sich keinem Mobiliar an, das nicht robust genug ist, Ihr Gewicht zu halten. Vergewissern Sie sich vorher! Denn ehe Sie genügend Kraft entwickelt haben, werden Sie sich wie der Teufel anklammern.
- Übernehmen Sie sich nicht. Solange Ihre Muskeln nicht besonders kräftig sind, legen Sie besser öfter eine Atempause ein. Arbeiten Sie sich allmählich auf zehn Wiederholungen vor; beachten Sie dabei die Kapazität Ihrer Muskeln.
- Sie dürfen nicht in Atemnot geraten oder stocken. Machen Sie lieber Pausen.
- Verkrampfen Sie nicht die Beine und erst recht nicht die Knie; am Ende werden Sie federleicht sein.
- Recken Sie das Kinn nicht empor.
- Spannen Sie die Füße nicht an – aber spitzen Sie die Zehen!
- Zwingen Sie Ihre Beine nicht zu Bewegungen, die sie nicht vertragen.

FORTGESCHRITTENE ÜBUNGEN

Wenn Sie das Programm des Callanetics Schnellkurs für den Bauch erst einmal beherrschen, stellen Sie vielleicht fest, daß Sie Ihrer 20-Minuten-Lektion leicht ein paar weitere Übungen hinzufügen könnten.

Beide Übungen, „Sitzen und Einrollen" und die Beckenübung, verlangen ziemlich viel Kraft von Ihrer Bauchmuskulatur. Gehen Sie sanft mit ihr um, machen Sie häufiger Pausen, wenn Sie die Zahl der Wiederholungen steigern. Beide Übungen dehnen die Muskeln der oberen Rückenpartie ganz außerordentlich. Darum denken Sie daran: Sanftheit ist das Schlüsselwort.

Beachten Sie

Wann immer Ihnen diese Übung schwerfällt, müssen Sie eine Atempause einlegen! Arbeiten Sie nur nach Ihrem eigenen Tempo.

Sitzen und Einrollen

Sie werden auf vier Folgen von jeweils zehn Wiederholungen hinarbeiten und den Rumpf dabei lediglich durch Kippen des Beckens einrollen. Jede Folge wird intensiver als die vorherige sein. Darum müssen Sie dazwischen immer eine Pause machen.
Bei dieser Übung ist mit „Wiederholung" ein sanftes Schwenken der Arme auf und ab gemeint. Versuchen Sie, in jeder Folge zehn Wiederholungen zu schaffen.

> **Warnung**
> Der Rücken muß immer rund sein. Wenn Sie ihn strecken, setzen Sie den unteren Rücken unter Druck!

Ausführung

■ Sie sitzen aufrecht mit angezogenen Knien und den Füßen hüftbreit nebeneinander flach auf dem Boden, die Hände umfassen die Beine unter dem Knie. Legen Sie den Kopf zwischen die Knie, und strecken Sie die Ellbogen zur Seite. Schieben Sie den Po vor, bis Sie nicht mehr auf dem Steißbein sitzen.

HINWEIS: Wenn man erst die eine und dann die andere Pobacke nach vorn rollt, ist das ähnlich dem Beckenkippen – nur geht das hier ohne Kontraktion der Gesäßmuskeln.

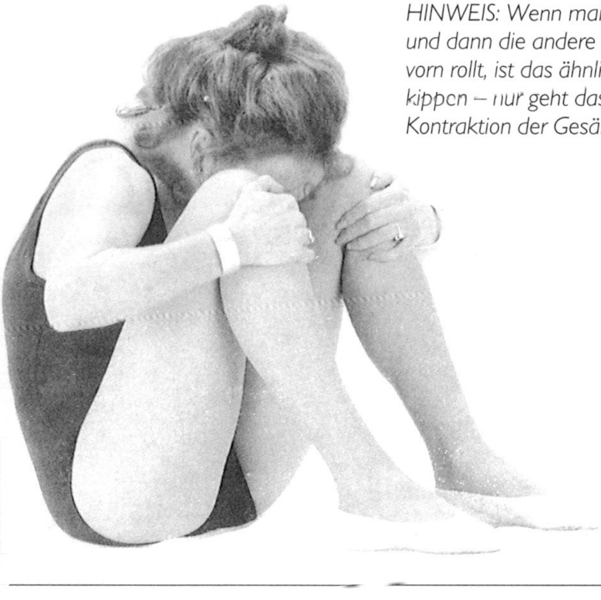

Durch das Einrollen des Beckens formen Sie mit dem Rumpf die Gestalt einer Schöpfkelle.

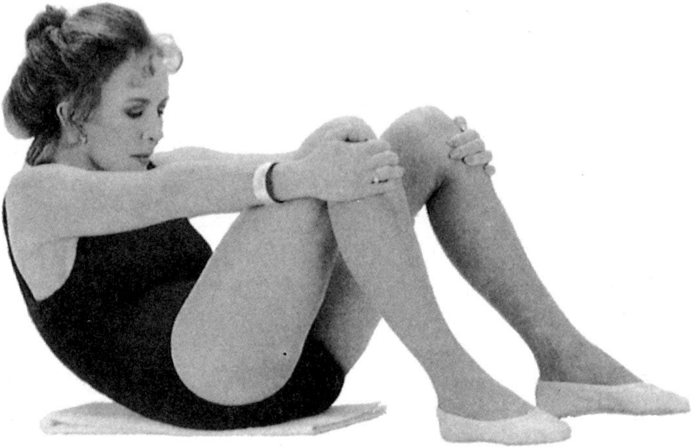

■ Straffen Sie den Po, und rollen Sie das Becken ein – dabei senkt sich der Rumpf automatisch Wirbel für Wirbel zum Boden. Ihr Rücken tut dabei gar nichts und bleibt völlig ruhig – er senkt sich nur durch die Arbeit des Beckens.

■ Sehr langsam straffen Sie nun weiter den Po und rollen das Becken ein zum Nabel, bis Ihr Rumpf so weit einsinkt, daß die Linie der Arme zu den Knien waagrecht ist. Der Rücken bleibt rund, die Schultern richten sich zu den Beinen hin aus. Gewöhnlich erreicht man diese Position mit vier bis fünf Rollbewegungen.

■ Ohne irgendeine andere Bewegung des Körpers, geben Sie nun die Knie frei. Ihr Rumpf ist ganz ruhig und völlig locker.

■ Nehmen Sie jetzt die ausgestreckten Arme so hoch Sie nur können in dreifach verlangsamter Bewegung nach oben – ohne etwas zu zwingen oder die Balance zu verlieren – und dann wieder in einem weichen fließenden Schwenken hinab zum Boden. Die Bauchmuskeln halten die Balance Ihres Körpers.

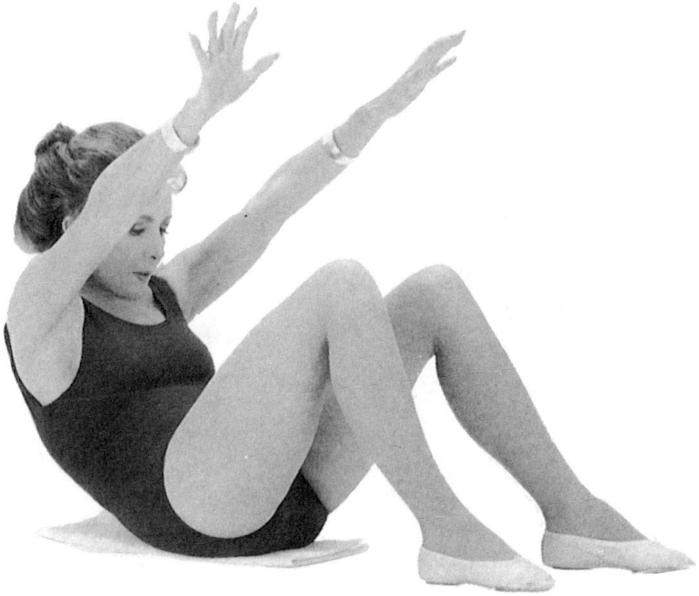

Wiederholungen (langsames Armschwenken in jeder Folge)
Arbeiten Sie sich vor auf **100**

HINWEIS: Während die Arme sich hinauf und hinab bewegen, bleibt der ganze übrige Körper völlig ruhig.

Beachten Sie

Wenn Sie die Balance zu verlieren drohen, ist das ein Signal, daß Ihre Bauchmuskeln noch nicht stark genug sind, um Ihre hohe Armbewegung zu halten. Führen Sie die Wiederholungen darum nicht mehr ganz so hoch aus. Sie können auch die Füße ein paar Zentimeter weiter vom Körper wegschieben oder den Rumpf mehr zu den Knien runden – oder alles gleichzeitig!

Beachten Sie, wieviel tiefer der Rumpf nach der ersten Folge und einer Atempause liegt.

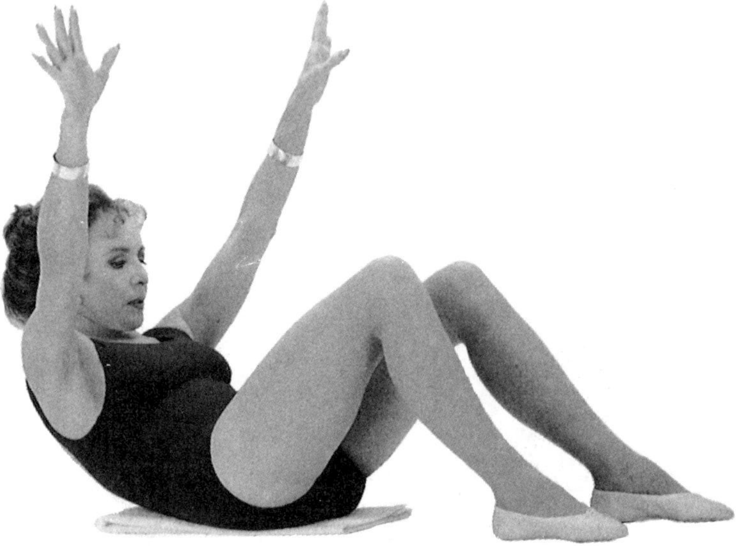

■ Nun legen Sie die Hände langsam etwas höher an die Knie und machen eine Atempause. Weil Ihr Körper durch das Einrollen des Beckens ein wenig tiefer liegt, müssen Sie jetzt höher greifen! Halten Sie die Position, und atmen Sie tief durch.

■ Sobald Sie für die nächste Folge bereit sind, straffen Sie den Po und rollen das Becken noch stärker ein. Dadurch wird Ihr Rumpf noch runder und tiefer sinken. Lassen Sie die Hände frei, und beginnen Sie die nächste Folge langsamer, sanfter Armbewegungen auf und nieder.

■ Sobald Ihre Bauchmuskeln kräftig genug sind, werden Sie die Arme bis über die Ohren in die Höhe recken können.

■ Nach der zweiten Folge legen Sie die Hände *auf* die Knie und machen eine Atempause. Dann rollen Sie das Becken noch weiter ein, geben die Knie frei und schließen ein weiteres Armschwenken an.

HINWEIS: Wegen der stärkeren Neigung müssen Sie die Hände nun schon auf *die Knie legen.*

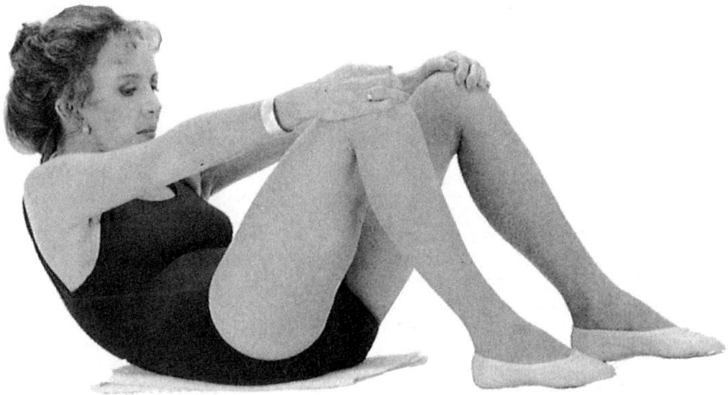

■ Am Ende der dritten Folge und vor der vierten ändern Sie zwar nicht die Körperhaltung, legen jetzt jedoch die Hände *oberhalb* der Knie ab, atmen durch und gehen dann die vierte Folge an.

■ Am Ende der Übung senken Sie den Oberkörper – auch wenn es nur mehr wenige Zentimeter Abstand zum Boden sind! – langsam und Wirbel für Wirbel nieder und kippen dabei das Becken so hoch es nur geht.

Beachten Sie

In diesem Stadium werden Sie wahrscheinlich spüren, daß Sie die Arme nicht mehr so hoch heben können. Gehen Sie nur so weit, wie es Ihnen angenehm ist.

Achtung

- Strecken Sie nie den Rücken, halten Sie ihn ganz rund.
- Verkrampfen Sie nicht: Konzentrieren Sie sich auf Relaxing! Allein Ihre Arme bewegen sich, der übrige Körper bleibt statisch! Schwenken Sie die Arme so hoch, wie es ohne Forcieren möglich ist; und wenn die Übungsfolge allmählich schwieriger wird, nicht über die Ohren hinaus! Je weiter der Rumpf zu Boden sinkt, desto geringer wird die Reichweite der Arme.
- Richten Sie den Kopf nicht auf. Er soll sich mit dem Nacken locker nach vorn neigen.
- Vergessen Sie nicht, ganz natürlich zu atmen.
- Vergessen Sie nicht, daß Sie nach jeder Verschnaufpause das Becken wieder mehr zum Nabel einrollen müssen. Auch wenn Sie es nicht glauben: Schon nach kurzer Zeit werden Sie imstande sein, das Becken weiter einzurollen, als Sie es je für möglich gehalten hätten!
- Wippen Sie nicht mit dem Becken.

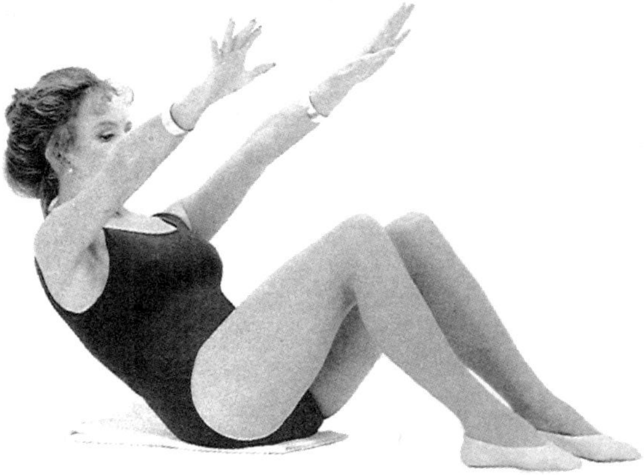

HINWEIS: Das ist eine absolut falsche Ausführung!
Wenn der Rücken nicht gerundet ist, hält man das Gleichgewicht durch Druck auf den tiefen Rücken und nicht durch die Kraft der Bauchmuskeln. Der Rücken muß immer rund sein!

Beckenübung

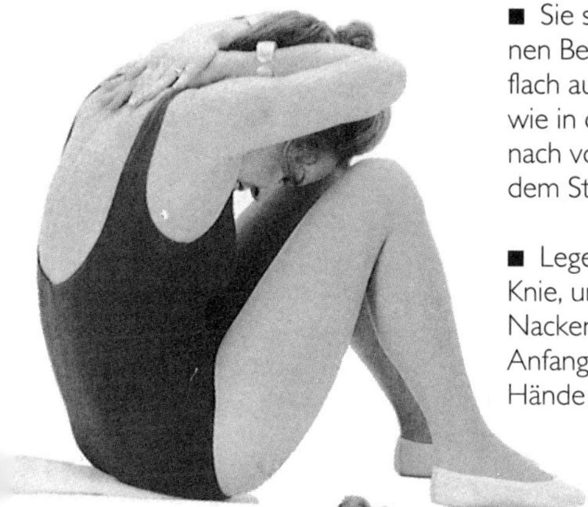

Ausführung

■ Sie sitzen aufrecht mit angezogenen Beinen und den Füßen hüftbreit flach auf dem Boden. Schieben Sie wie in der vorigen Übung den Po nach vorn, so daß Sie nicht mehr auf dem Steißbein sitzen.

■ Legen Sie den Kopf zwischen die Knie, und kreuzen Sie die Hände im Nackenansatz. Wenn Ihnen das am Anfang schwerfällt, legen Sie die Hände einfach hinter den Kopf.

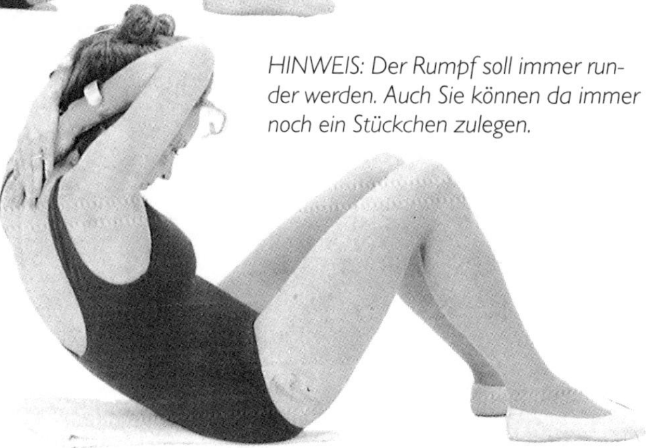

HINWEIS: Der Rumpf soll immer runder werden. Auch Sie können da immer noch ein Stückchen zulegen.

■ Straffen Sie den Po, und rollen Sie das Becken zum Nabel, wobei sich der Rumpf automatisch zum Boden senkt. Halten Sie das Becken gekippt – niemals nachlassen! –, wenn Sie einrollen. Ihr Körper wird sich jedesmal einen Wirbel tiefer senken.

■ Rollen Sie jetzt in dreifach verlangsamter Bewegung Wirbel für Wirbel zurück, bis Sie flach auf dem Rücken liegen. Das soll in etwa zehn Etappen geschehen

■ Ruhen Sie ein paar Sekunden mit den gekreuzten Händen im Nacken auf dem Boden aus.

■ Dann straffen Sie den Po, kippen das Becken wieder zum Nabel und rollen sich in dreifach verlangsamter Bewegung allmählich wieder empor. Kopf und Schultern lösen sich zuerst vom Boden, dann ein Wirbel nach dem anderen, und Ihre Nase weist dauernd zum Brustkorb, bis die Ellbogen die Knie erreichen und Sie zum Sitzen kommen. Es ist der genau umgekehrte Ablauf der vorherigen Schritte. Arbeiten Sie nach Ihrem eigenen Tempo.

Wiederholungen
1 mal ab und auf

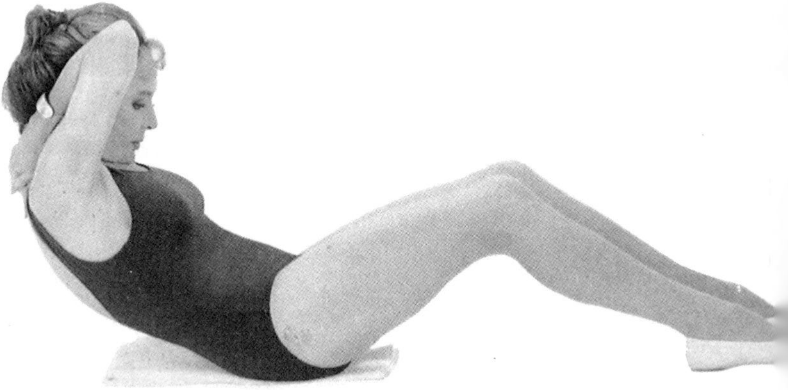

HINWEIS: Versuchen Sie die umgekehrte Übung des Wiederaufrichtens nur, wenn Sie ganz sicher sind, daß Ihre Bauchmuskeln das schaffen können und nicht der untere Rücken die Last übernimmt. Wenn Sie dabei anfangs Schwierigkeiten mit der Balance haben, werden Sie wahrscheinlich die Füße ein wenig ausstrecken müssen, bis die Bauchmuskeln kräftig genug sind.

Beachten Sie

Oft sind die Bauchmuskeln zu diesem Zeitpunkt noch nicht kräftig genug, um Sie wieder aufzurichten; denn jetzt müssen Sie ja das Gewicht Ihres Körpers auch noch gegen die Schwerkraft heben. Und wenn Sie es zum erstenmal versuchen, müssen Sie wahrscheinlich lachen: Ihre Muskeln werden sich einfach totstellen!

Erzwingen Sie nichts, wenn es noch nicht funktioniert. Nicht einmal Superman könnte das auf Anhieb – es sei denn, er hätte sein blaues Trikot an! Und ich gebe zu, daß sogar ich verblüfft bin, wenn sich siebzigjährige Männer und Frauen auf diese Weise anscheinend mühelos aufrichten.

Achtung

- Zwingen Sie sich nicht zu dieser Übung, ehe Sie die notwendige Stärke der Bauchmuskeln aufgebaut haben – die erreichen Sie nur durch Üben.
- Halten Sie den Nacken locker.
- Rollen Sie sich ganz ein – es geht immer noch ein Stückchen besser.
- Rucken oder stoßen Sie nicht mit dem Oberkörper, und setzen Sie nicht den Rücken ein, um ab- und aufzurollen. Nur durch Straffen des Pos und Kippen des Beckens senken und heben Sie sich!
- Atmen Sie ruhig.
- Entspannen Sie die Beine – sie sind federleicht.

AUFBAUTRAINING

Das folgende Programm soll Ihnen helfen, Ihre Kräfte allmählich aufzubauen, falls Sie anfangs mit dem Callanetics-Schnellkurs oder den Fortgeschrittenen Übungen noch Schwierigkeiten haben.

Die vier ersten öbungen für Arme, Taille und Nacken dienen zum Aufwärmen und lockern den Körper, ehe Sie sich an die speziellen Übungen für den Bauch machen.

I. bis 4. Tag

Unterarmstraffung

Es mag anatomisch nicht korrekt sein, doch mit „Unterarm“ meine ich hier den unteren Teil des Oberarms: also jenen, der dazu neigt, ein bißchen schlaff und wabbelig zu werden. Diese Übung verhindert diese Entwicklung oder macht sie rückgängig.

DIESE ÜBUNG

- dehnt und streckt den Brustkorb
- strafft die Unterarme
- streckt Wirbelsäule und Brustmuskulatur
- lockert und löst die Spannung im Nacken und zwischen den Schultern

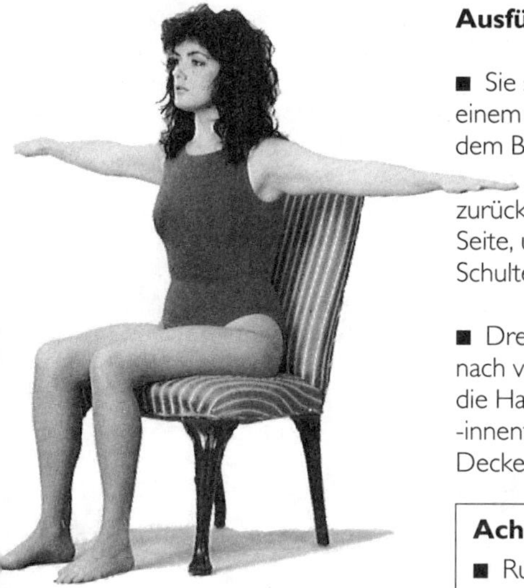

Ausführung

■ Sie sitzen mit geradem Rücken auf einem Stuhl, die Füße bequem auf dem Boden: Lehnen Sie sich nicht zurück! Führen Sie die Arme zur Seite, und halten Sie sie ungefähr in Schulterhöhe gerade gestreckt.

■ Drehen Sie die Hände langsam nach vorn und nach oben, so daß die Handrücken zum Boden und die -innenflächen und Daumen zur Decke weisen.

Achtung

- Rucken Sie mit den Armen nicht vor und zurück.
- Machen Sie kein hohles Kreuz – und strecken Sie den Bauch nicht heraus.
- Blockieren Sie nicht die Ellbogen.
- Verkrampfen Sie nicht die Schultern.

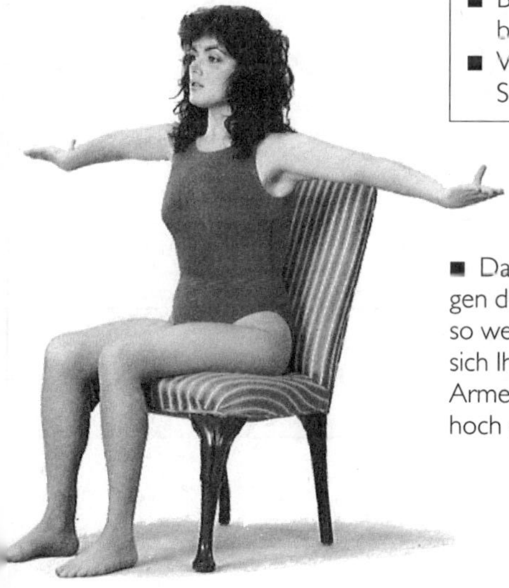

■ Dann lehnen Sie sich vor und bringen die Arme sehr sanft nach hinten, so weit Sie nur können – als wollten sich Ihre Handrücken berühren. Die Arme bleiben dabei ganz gerade und hoch oben.

■ Ganz sanft, dreifach verlangsamt, bewegen Sie jetzt die Arme um 6-12 Millimeter näher zueinander. Sie dürfen dabei nicht ruckeln! Nach einigen solcher „Impulse" schon zerrt die Schwerkraft an Ihren Armen, und Kopf und Schulter wollen nach vorn sacken. Seien Sie darauf gefaßt, und achten Sie auf die korrekte Haltung!

■ Am Anfang werden Sie kaum imstande sein, die Arme völlig gestreckt zu halten. (Manche schaffen das nie, das macht aber nichts.)

■ Zum Abschluß lockern Sie die Arme durch Beugen der Ellbogen und kehren in dreifach verlangsamter Bewegung in die Ausgangsposition zurück.

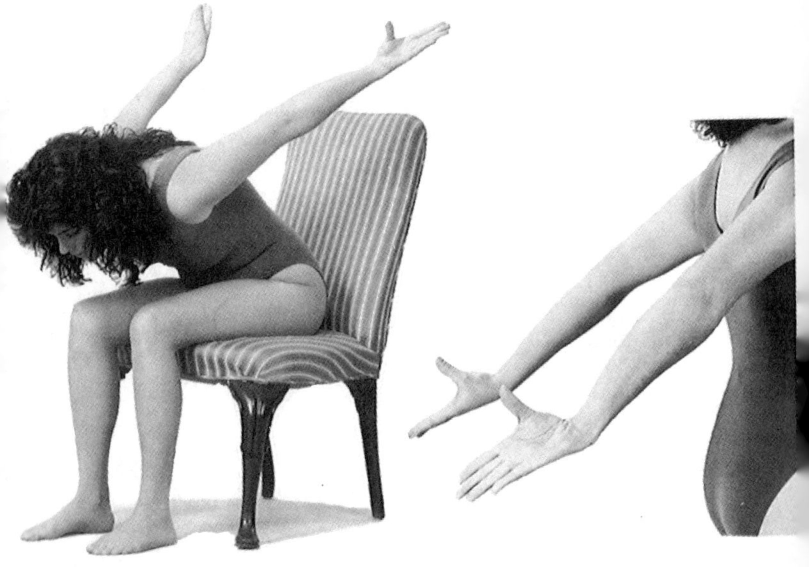

Wiederholungen			
1. Tag	2. Tag	3. Tag	4. Tag
25	**30**	**40**	**50**

Hüftstreckung

Die Alternative zu Hüftgürtel und Korsett!

DIESE ÜBUNG
• streckt Taille, Wirbelsäule, Schulterrücken und Unterarme • verringert den Taillenumfang

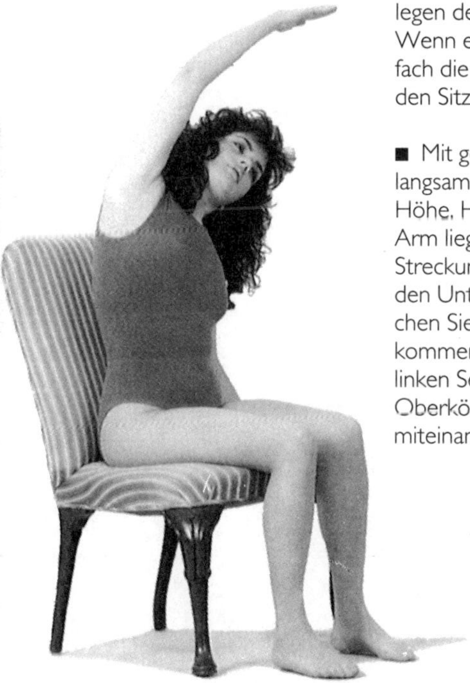

Ausführung

■ Sie sitzen auf einem Sessel und legen den linken Arm auf die Stütze. Wenn es ein Stuhl ist, legen Sie einfach die Handfläche neben sich auf den Sitz.

■ Mit geradem Rücken recken Sie langsam den rechten Arm in die Höhe, Handfläche nach innen. Der Arm liegt am Ohr, und Sie sollen die Streckung von der Taille bis hinauf in den Unterarm spüren. Nun versuchen Sie noch ein wenig höher zu kommen und dann hinüber zur linken Seite: Dabei bewegen sich Oberkörper und Arm, als seien sie miteinander verschweißt.

■ Wenn Sie den äußersten Punkt nach links erreicht haben, bewegen Sie sich in Millimeterimpulsen vor und zurück in dreifach verlangsamter Bewegung und ohne jedes Rucken und Wippen!

■ Um die Seite zu wechseln oder die Übung zu beenden, senken Sie langsam den Arm und richten das Rückgrat auf, bis Sie in der Ausgangsposition sind.

HINWEIS: Wenn Sie Probleme mit dem unteren Rücken oder ein Hohlkreuz haben, können Sie diese Übung auch leicht nach vorn geneigt ausführen.

Achtung

- Wippen Sie nicht!
- Verkrampfen Sie nicht Schultern oder Nacken.
- Machen Sie keinen Buckel, und strecken Sie auch nicht den Bauch heraus.

Wiederholungen nach beiden Seiten

1. Tag	2. Tag	3. Tag	4. Tag
25	**30**	**40**	**50**

Nackenlockerung I

Um die Spannung aufzubrechen

DIESE ÜBUNG

- lockert Nacken und Schultern
- streckt die Wirbelsäule
- steigert die Flexibilität im Nackenbereich

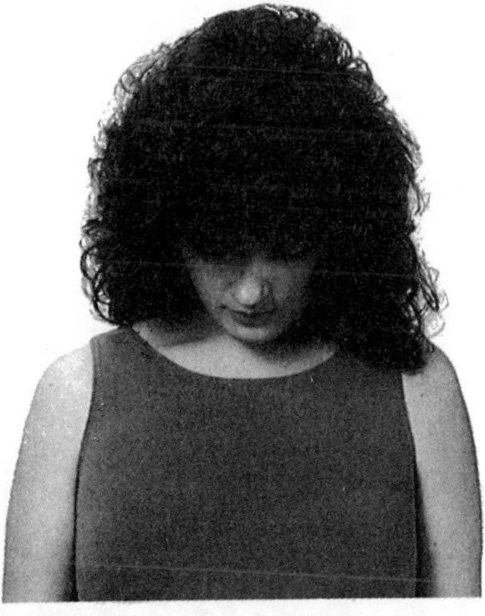

Ausführung

■ Sie sitzen gerade in einem Stuhl oder stehen aufrecht mit lockeren Knien und den Füßen in Hüftbreite nebeneinander. Entspannen Sie die Schultern, bis Sie das Gefühl haben, daß sie fast in den Boden sinken, und dann den ganzen Körper. Machen Sie kein Hohlkreuz, strecken Sie auch den Bauch nicht heraus.

■ In dreifach verlangsamter Bewegung strecken Sie nun den Nacken empor. Zugleich lassen Sie das Kinn sinken, bis es auf der Brust ruht. Halten Sie die Kinnlade locker. Die Schultern sind gerade zurückgenommen.

■ Nun führen Sie sanft mit dem Kinn Ihren Kopf zur rechten Schulter, bis Ihre Nase gerade darüber steht. Schauen Sie über die Schulter zurück, und strecken Sie den Nacken noch ein bißchen mehr. Und zählen Sie dann bis fünf.

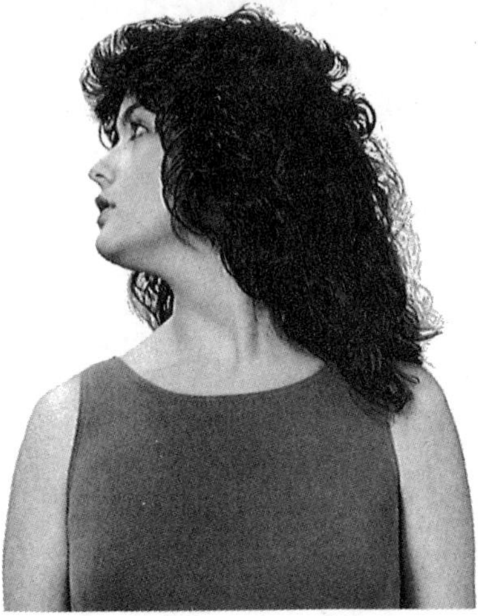

■ Der Nacken bleibt gestreckt, wenn Sie jetzt das Kinn in einer einzigen fortlaufenden langsamen Bewegung zurück zur Brust und hinüber zur linken Schulter drehen. Wieder schauen Sie weit zurück über die Schulter und zählen bis fünf. Dann richtet sich der Kopf sanft geradeaus. Dies gilt als eine Folge.

Achtung

- Vermeiden Sie harte und abrupte Bewegungen, sie könnten Ihrem Nacken schaden.
- Krümmen und spannen Sie nicht die Schultern.
- Verkrampfen Sie nicht mit der Kinnlade; es hilft, die Lippen ein wenig zu öffnen.
- Blockieren Sie nicht die Knie.
- Strecken Sie Po oder Bauch nicht heraus.

Wiederholungen nach beiden Seiten

1. Tag	2. Tag	3. Tag	4. Tag
2	**2**	**3**	**3**

Nackenlockerung 2

Entspannung auf die einfachste Art

DIESE ÜBUNG

- lockert Nacken und Schultern
- streckt die Wirbelsäule
- erhöht die Gelenkigkeit
- behebt die Spannung im Nacken und zwischen den Schultern

Ausführung

■ Diese Übung kann man im Sitzen oder Stehen ausführen.

■ Sie sitzen in einem Stuhl oder stehen aufrecht mit lockeren Knien und den Füßen in Hüftbreite nebeneinander. Entspannen Sie Schultern und Arme.

■ Strecken Sie den Nacken so hoch es nur eben geht. Schauen Sie geradeaus, und halten Sie die Kinnlade ganz locker. Sie sollen das Gefühl haben, als sänken Ihre Schultern glatt in den Boden und ein Faden zöge von der Decke herab Ihren Nacken in die Höhe.

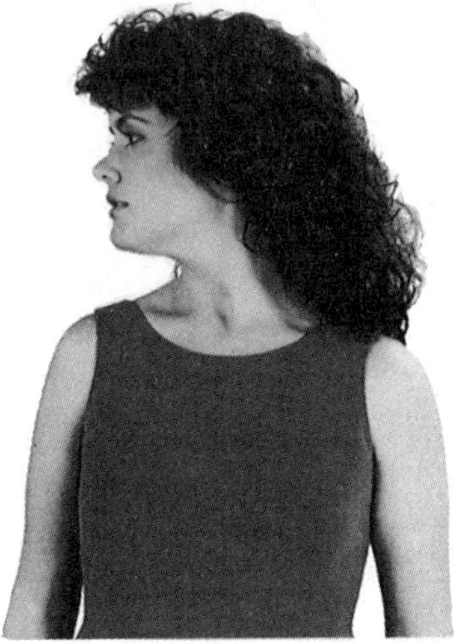 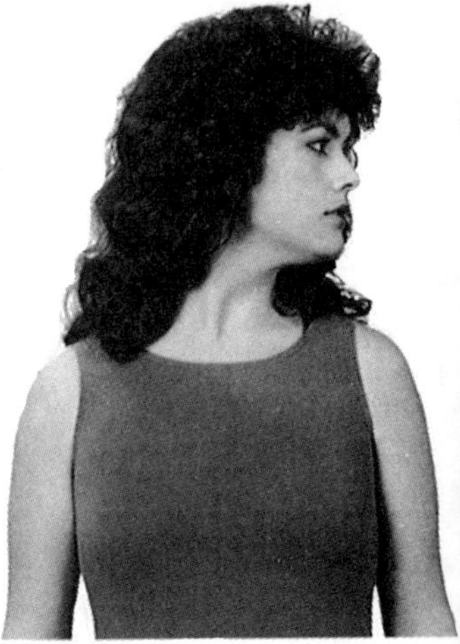

■ Jetzt wenden Sie den Kopf sanft und dreifach verlangsamt so weit es geht nach rechts, bis Sie eine leichte, angenehme Streckung spüren. Dann bewegen Sie den Kopf sehr langsam in einer durchgehenden Bewegung nach links. Schauen Sie zurück über die Schultern – aber ohne sie zu drehen, sie müssen ganz gerade bleiben! Dies ist eine Folge.

Achtung

- Drehen Sie nicht den Körper oder die Schultern.
- Blockieren Sie nicht die Knie.
- Verkrampfen Sie nicht Nacken oder Schultern.
- Strecken Sie Po oder Bauch nicht heraus.

Wiederholungen nach beiden Seiten

1. Tag	2. Tag	3. Tag	4. Tag
2	**2**	**3**	**3**

Der Kniebogen

Sie werden sich nie mehr anders aufsetzen!

DIESE ÜBUNG

- stärkt alle vier Gruppen der Bauchmuskulatur
- hebt die Brust durch kräftigere Muskeln
- mindert die Spannung in Nacken und Rückenpartie
- steigert die Beweglichkeit des ganzen Rückens
- läßt das Doppelkinn schwinden und den Nacken länger erscheinen
- unterstützt die Darmtätigkeit
- regelt bei den meisten Menschen den Appetit
- lindert bei Frauen Menstruationsbeschwerden

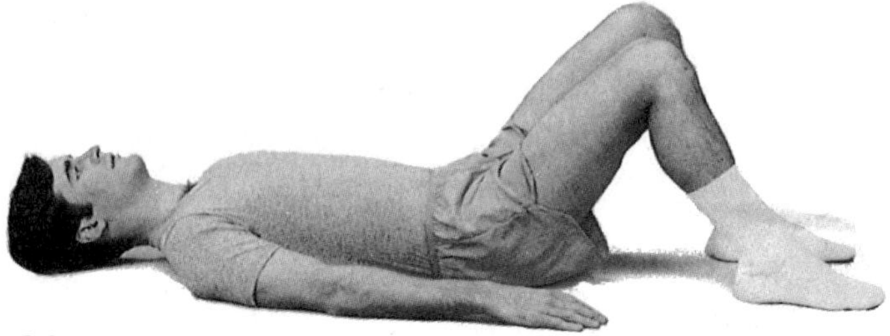

Ausführung

■ Sie liegen auf dem Boden: Der ganze Körper ist entspannt, die Knie sind gebeugt und die Füße in bequemem Abstand hüftbreit flach auf dem Boden.

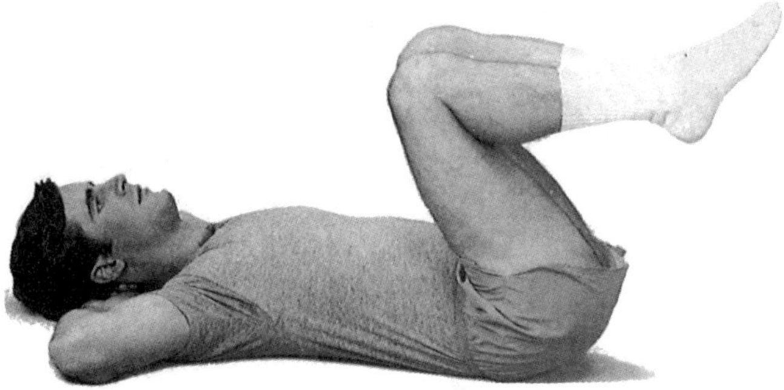

■ Ziehen Sie nacheinander die Knie zur Brust. Dann legen Sie die Hände über dem Nacken hinter den Kopf und betten ihn in die Handflächen. Nehmen Sie die Ellbogen so weit wie möglich zur Seite. Die Ellbogen dürfen nicht Richtung Beine zeigen, denn das könnte zu viel Druck für den Nacken bedeuten.

■ In dreifach verlangsamter Bewegung runden Sie Kopf und Schultern sanft vom Boden auf, rollen den Oberkörper auf und die Nase zum Brustkorb. Wenn Sie diesen Bogen rund geschlossen haben, bewegen Sie den Oberkörper sanft um 6-12 Millimeter vor und zurück.

■ Wenn Sie die Übung abgeschlossen haben oder eine Atempause zwischen den Wiederholungen brauchen, senken Sie den Rumpf Wirbel für Wirbel dreifach verlangsamt sanft zum Boden zurück. Dann führen Sie die Beine nacheinander mit gebeugten Knien zu Boden.

■ Sie können jederzeit eine Verschnaufpause einlegen. Doch wenn Sie fortfahren, müssen Sie den Kniebogen mit Kopf, Schultern und Rumpf wieder exakt schließen.

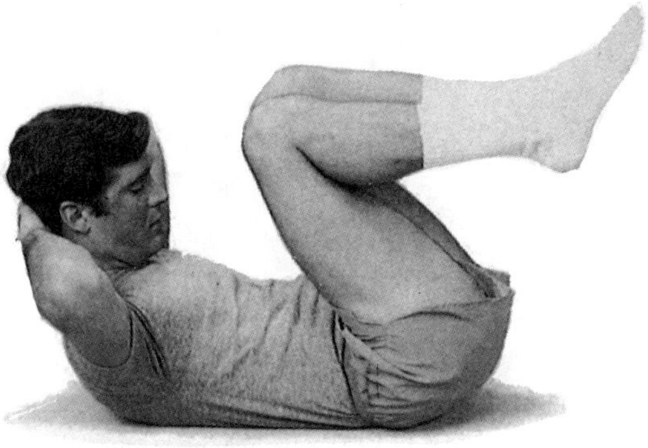

HINWEIS: Wenn Sie das 30 Tage fortsetzen, wird diese Übung Ihre gesamte Bauchmuskulatur durcharbeiten. Sie werden das an vielen Stellen spüren: Die Muskeln arbeiten schichtweise tiefer und tiefer!

Achtung

- Wippen Sie nicht mit dem ganzen Körper vor und zurück!
- Spannen Sie den Po nicht an.
- Rucken Sie nicht mit dem Kopf, und richten Sie ihn auch nicht zur Decke.
- Ziehen Sie die Bauchmuskeln nicht ein.
- Verhalten Sie nicht den Atem.
- Heben Sie beim Abrollen den Kopf nicht zuerst!

Wiederholungen			
1. Tag	2. Tag	3. Tag	4. Tag
25	**30**	**35**	**40**

Hebungen mit einem Bein

Der schnellste Weg zum flachen Bauch!

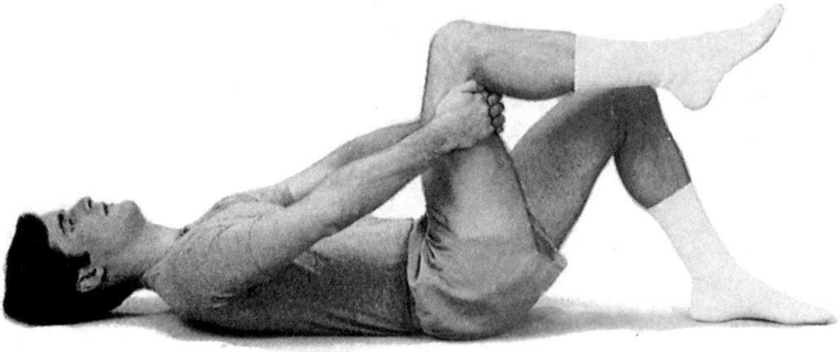

Ausführung

■ Sie liegen auf dem Boden, die Knie gebeugt und die Füße hüftbreit so nahe auf den Boden gesetzt, wie es für Sie bequem ist.

■ Heben Sie das rechte Bein im rechten Winkel zum Körper – das Knie bleibt gebeugt –, und halten Sie Bein und Zehen ganz locker.

■ Ihr Kopf liegt auf dem Boden. Dann fassen Sie mit beiden Händen fest um den rechten Oberschenkel und recken die Ellbogen weit nach außen und drücken sie nach Kräften ganz hoch.

■ Sie halten noch immer fest das Bein und runden jetzt in dreifach verlangsamter Bewegung Kopf und Oberkörper vom Boden auf, die Nase zum Brustkorb gerichtet. In dieser Position bewegen Sie den Oberkörper nun 6-12 Millimeter langsam vor und zurück.

■ Dreifach verlangsamt senken Sie schließlich den Rumpf Wirbel für Wirbel wieder zu Boden. Und dann führen Sie auch das Bein gemächlich in die Ausgangsposition zurück.

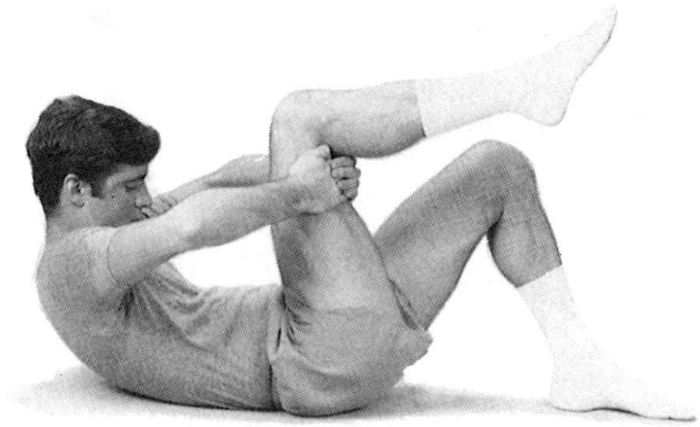

■ Wiederholen Sie das Ganze auf der anderen Seite. Verschnaufen Sie, wenn nötig. Sie werden sich nur um Millimeter bewegen können. Es kommt bei dieser Übung nicht darauf an, wie stark Sie sich bewegen, sondern wie rund Sie Ihren Körper schließen können. Das erhobene Bein soll immer im rechten Winkel zum Boden stehen.

HINWEIS: Es ist sehr wichtig, daß Sie dabei den ganzen Körper zu entspannen lernen; denn Sie müssen die Gewähr haben, daß Sie nicht die Rückenmuskeln einsetzen, um die Schwäche Ihrer Bauchmuskeln zu kompensieren!

Achtung

- Spannen Sie die Zehen, Knie und Beine nicht an.
- Ziehen Sie das angehobene Bein nicht zum Kopf, sondern runden Sie den Körper stärker zum Bein hin!
- Bewegen Sie den Körper nicht ruckartig vor und zurück.
- Und zucken Sie nicht mit dem Kopf.
- Heben Sie sich nicht mit dem Körper zur Decke.
- Verspannen Sie nicht die Bauchdecke.
- Verkrampfen Sie nicht die Pomuskeln.

Wiederholungen nach beiden Seiten

1. Tag	2. Tag	3. Tag	4. Tag
25	**30**	**35**	**40**

Hebungen mit beiden Beinen

Flach, flacher am flachsten!

HINWEIS: Um jede unnötige Pression des Rückens zu vermeiden, müssen Sie aus dem Liegen heraus immer ein Bein nach dem anderen beugen und anheben, ehe Sie die Beine ausstrecken.

Ausführung

■ Sie liegen wieder mit ganz entspanntem Körper, gebeugten Knien und den Füßen hüftbreit in bequemem Abstand flach auf dem Boden.

■ Nacheinander ziehen Sie die Knie zur Brust. Fassen Sie hinter die Schenkel, recken Sie die Ellbogen ganz weit nach außen und nach oben zur Decke.

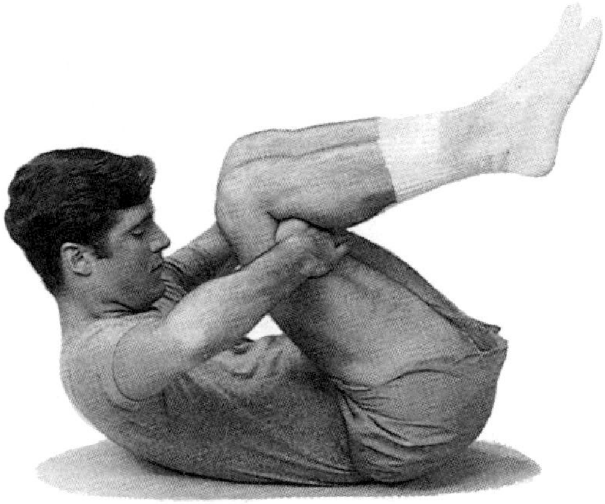

Achtung

- Heben Sie die Beine nicht, ohne die Knie zu beugen.
- Spannen Sie Beine, Knie und Zehen nicht an.
- Bewegen Sie Hände und Arme nicht allein!
- Zucken Sie nicht mit dem Nacken.
- Rucken Sie nicht mit dem Körper hin und her.

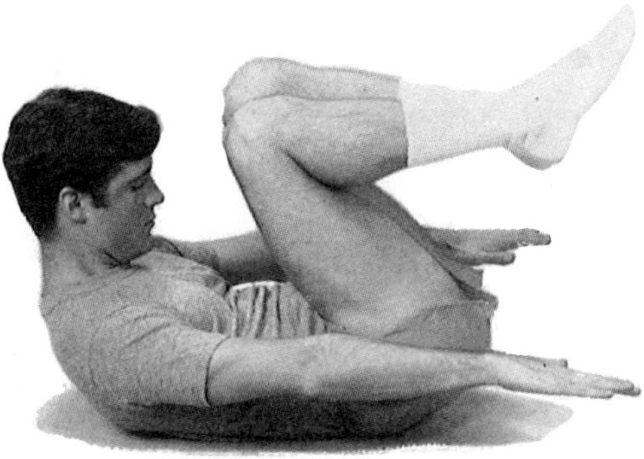

■ Noch halten Sie die Schenkel umspannt und bewegen dreifach verlangsamt den Kopf und die Schultern sanft vom Boden nach oben, strecken die Ellbogen noch weiter nach außen und oben, rollen den Rumpf ein und die Nase zum Brustkorb.

■ Wenn es gar nicht mehr weiter geht, lassen Sie die Schenkel los und strecken die Arme an beiden Seiten wenige Zentimeter hoch über dem Boden nach vorne aus.

■ In dieser geschlossenen Position bewegen Sie den Rumpf um 6-12 Millimeter sanft vor und zurück. Am Schluß oder für eine Unterbrechung rollen Sie sich dreifach verlangsamt Wirbel für Wirbel zum Boden zurück. Dann setzen Sie bei gebeugten Knien nacheinander die Füße auf. Sie können jederzeit verschnaufen. Nur müssen Sie beim Neubeginn darauf achten, Kopf, Schultern und Rumpf wieder sanft und exakt einzurollen.

Wiederholungen			
1. Tag	2. Tag	3. Tag	4. Tag
25	**30**	**35**	**40**

Seitenbeugung

Zur Streckung der Rumpfmuskulatur

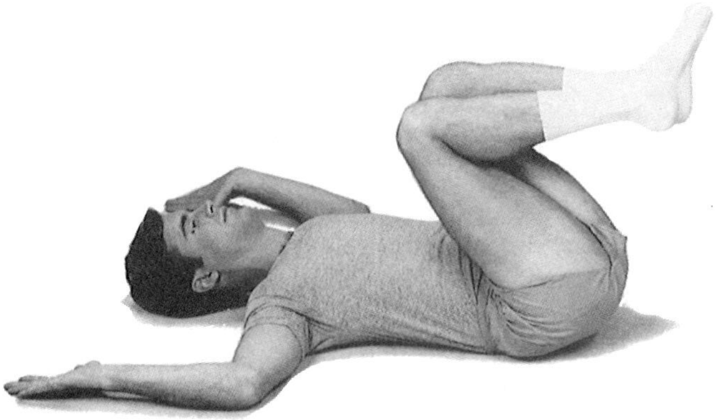

Ausführung

■ Und wieder liegen Sie mit gebeugten Knien und den Füßen in Hüftbreite und bequemem Körperabstand flach auf dem Boden. Ihre Arme liegen in Schulterhöhe auf, die Ellbogen im rechten Winkel und die Handrücken am Boden.

■ In dreifach verlangsamter Bewegung führen Sie nacheinander die Knie zur Brust. Legen Sie das rechte Bein mit gebeugtem Knie ganz locker nach rechts. Dann beugen Sie das linke Bein hinüber und legen es auf das rechte. Die Schwerkraft wird beide Knie ganz dicht zu Boden ziehen. Halten Sie beide Schultern auf dem Boden! Und beginnen Sie zu zählen.

Achtung

- Verspannen und verreißen Sie den Körper nicht: Die Bewegungen sind ganz fließend.
- Überstürzen Sie diese Streckübung nicht.
- Zwingen Sie die Beine nicht zu Boden.

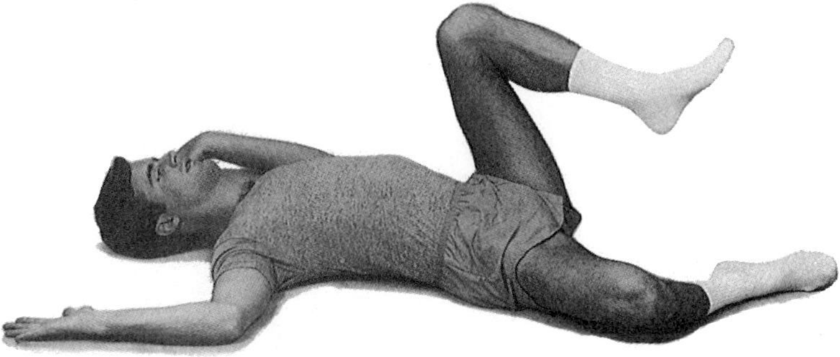

HINWEIS: Es kann sein, daß Sie (genauso wie Will auf diesem Foto) anfangs Schwierigkeiten haben, die Handrücken flach aufzulegen. Auch mit den Ellbogen kann das schwierig sein. Nach einigen Übungen geht das leichter.

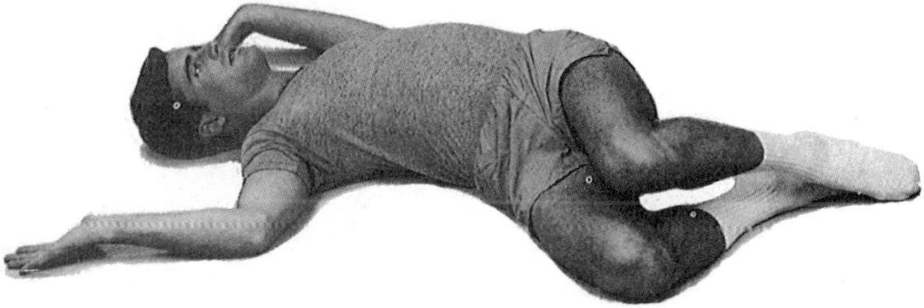

■ Zum Abschluß beugen Sie dreifach verlangsamt die Knie nacheinander zur Brust und wieder in die Mitte. Dann führen Sie die Übung genauso zur anderen Seite aus.

Zählen Sie auf jeder Seite bis			
1. Tag	2. Tag	3. Tag	4. Tag
30	**45**	**60**	**60**

Nackenbeuge I

Zum Entspannen

HINWEIS: Die beiden nächsten Übungen sind nur zum Dehnen der Nackenmuskulatur bestimmt. Nachdem Sie mit der Bauchmuskulatur gearbeitet haben, ist dies die Gelegenheit, mit Hilfe der Schwerkraft den Nacken sanft zu strecken und ihn noch weiter von der Spannung zu befreien, die sich darin aufgebaut hat. Und Sie können dabei wunderbar meditieren!

Ausführung

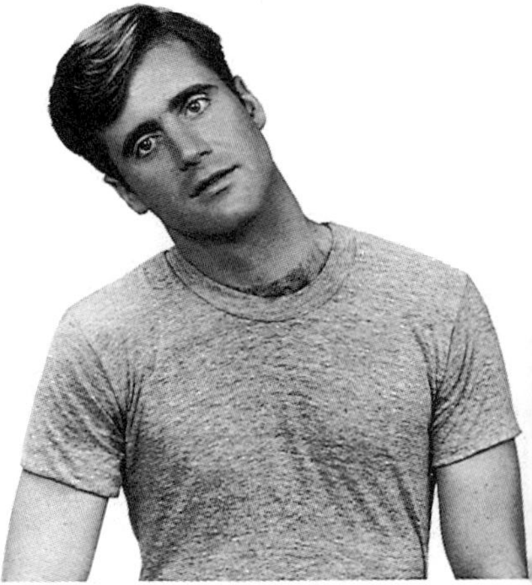

- Setzen Sie sich bequem auf den Boden. Entspannen Sie die Schultern.
- Lassen Sie die Schultern locker nach unten fallen und den Kopf in dreifach verlangsamter Bewegung nach rechts sinken, als wollten Sie mit dem Ohr die rechte Schulter berühren. Zählen Sie dann bis 10 oder 15.
- Heben Sie den Kopf langsam wieder in die Gerade, und wiederholen Sie das gleiche nach der linken Seite. Dies ist dann eine Folge.

HINWEIS: Wenn Sie den Kopf zur Seite senken, sollen Sie nur entspannen – alles übrige besorgt die Schwerkraft für Sie.

Achtung

- Krümmen oder spannen Sie die Schultern nicht!
- Machen Sie keine ruckartigen Bewegungen.

Wiederholungen nach beiden Seiten

1. Tag	2. Tag	3. Tag	4. Tag
1	1	1	1

Nackenbeuge 2

Zum Entspannen

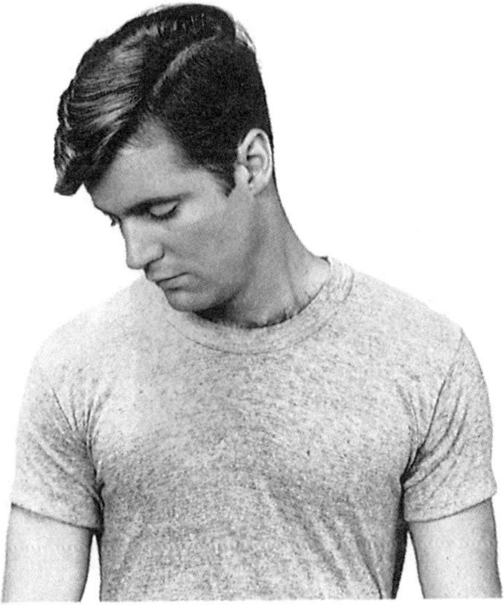

Ausführung

■ Sie sitzen bequem oder stehen aufrecht mit den Füßen in Hüftbreite und lockeren Knien. Entspannen Sie die Schultern.

■ Versuchen Sie, Ihre Schultern in den Boden „tropfen" zu lassen und zugleich den Nacken zu strecken. Wenden Sie langsam den Kopf nach rechts, bis Ihr Kinn auf halbem Weg zur Schulter steht. Folgen Sie nun der Schwerkraft: Der Kopf sinkt herab, der Nackenrücken wird gedehnt. Es ist so, als strebe Ihr Kinn zum Brustbein. Zählen Sie bis 10 oder 15. Und dann wieder langsam zurück zur Mitte.

Achtung

■ Drücken Sie den Kopf nicht nieder!
■ Verkrampfen Sie die Schultern nicht!

Wiederholungen nach beiden Seiten

1. Tag	2. Tag	3. Tag	4. Tag
I	I	I	I

5. bis 9. Tag

Unterarmstraffung

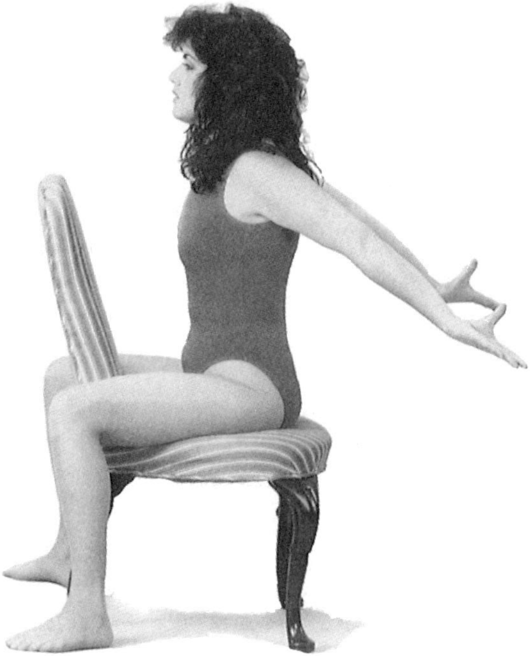

Ausführung

■ Wiederholen Sie die Übung der ersten Tage (S. 50-52), und versuchen Sie, Kopf und Körper so senkrecht wie möglich zu halten; auch die Arme so hoch, wie es nur geht. Sie merken vielleicht beim geraden Sitzen, daß Sie die Arme nicht so hoch bringen wie in den ersten Tagen! Wenn Ihr Stuhl eine hohe Lehne hat, müssen Sie ihn wie auf dem Bild umdrehen.

HINWEIS: Je stärker Sie die Arme nach innen drehen, je mehr Ihre Handflächen nach oben weisen und die Arme sich heben – um so intensiver spüren Sie die Übung und desto schneller wirkt sie!

Achtung

- Rucken Sie die Arme nicht hin und her.
- Machen Sie keinen Buckel, und strecken Sie den Bauch nicht heraus.
- Blockieren Sie die Ellbogen nicht.
- Verspannen Sie nicht Ihre Schultern.

Wiederholungen

5. Tag	6. Tag	7. Tag	8. Tag	9. Tag
30	**40**	**50**	**60**	**75**

Hüftstreckung

Ausführung

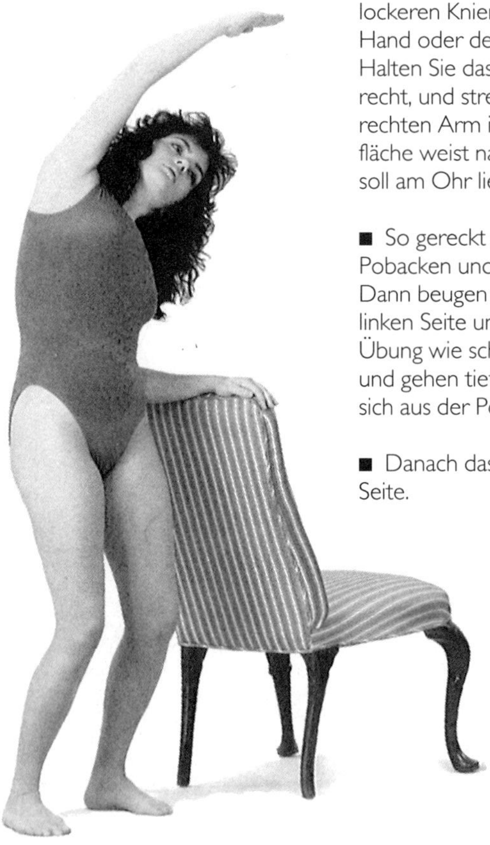

■ Stellen Sie sich an eine Stützstange (ein Tisch, eine Stuhllehne oder Kommode tun es auch) mit den Füßen hüftbreit auseinander und gebeugten, lockeren Knien. Legen Sie die linke Hand oder den Arm auf die Stütze. Halten Sie das Rückgrat ganz aufrecht, und strecken Sie langsam den rechten Arm in die Höhe. Die Handfläche weist nach innen, und der Arm soll am Ohr liegen.

■ So gereckt straffen Sie nun die Pobacken und kippen Ihr Becken ein. Dann beugen Sie sich hinüber zur linken Seite und vervollständigen die Übung wie schon bisher (S. 53-54) und gehen tief in die Knie, wenn Sie sich aus der Position lösen.

■ Danach das gleiche zur anderen Seite.

HINWEIS: Am Anfang müssen Sie diese Übung vielleicht ein wenig nach vorn geneigt ausführen und können den erhobenen Arm nicht so gerade oder am Ohr halten. Doch wenn Sie kräftiger werden, kann sich auch Ihr Rumpf weiter zur Seite neigen, und Sie werden die Streckung nicht mehr in der Taille, sondern von der Hüfte bis in die Hand spüren!

Achtung

- Wippen Sie nicht.
- Verspannen Sie nicht die Schultern oder den Nacken.
- Krümmen Sie den Rücken nicht, und strecken Sie den Bauch nicht heraus.
- Blockieren Sie nicht die Knie.

Wiederholungen nach beiden Seiten

5. Tag	6. Tag	7. Tag	8. Tag	9. Tag
30	**40**	**50**	**60**	**75**

Nackenlockerung I

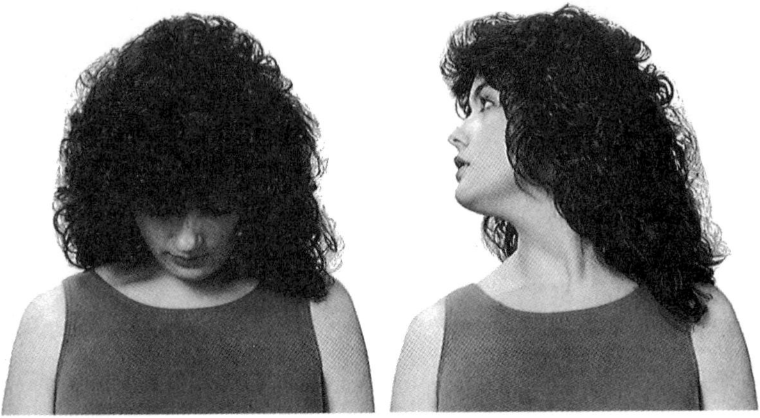

Ausführung

■ Wiederholen Sie die Übung der ersten Tage (S. 55-56). Haben Sie bisher im Sitzen geübt, so machen Sie es nun im Stehen mit gebeugten Knien. Sobald die Muskeln sich entspannen und dehnen, werden Sie merken, daß Sie auch den Nacken ohne Anspannung der Schultern weiter strecken können.

Achtung

- Vermeiden Sie harte oder abrupte Bewegungen.
- Krümmen oder spannen Sie die Schultern nicht.
- Verkrampfen Sie nicht die Kinnlade.
- Strecken Sie den Bauch nicht heraus, und machen Sie auch keinen Buckel.

Wiederholungen nach beiden Seiten

5. Tag	6. Tag	7. Tag	8. Tag	9. Tag
3	**4**	**4**	**4**	**4**

Nackenlockerung 2

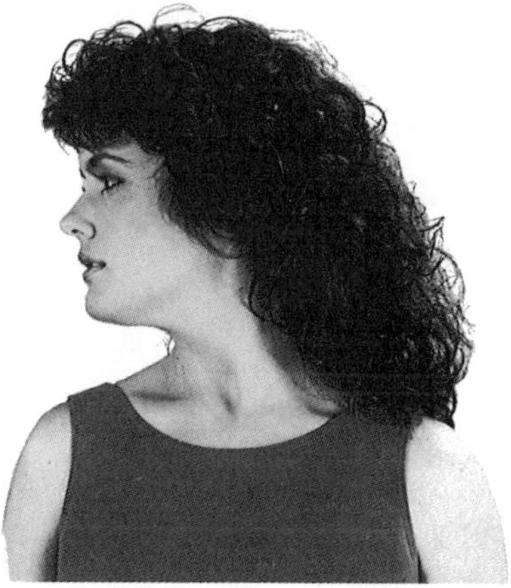 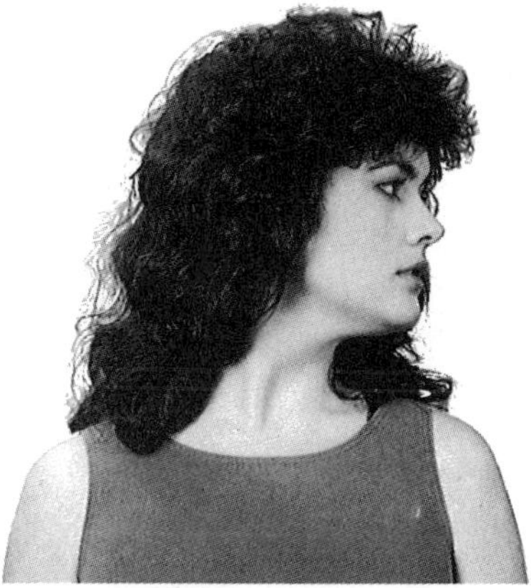

Ausführung

■ Ebenso wie in den ersten Tagen (S. 57-58), doch nun im Stehen mit gebeugten Knien.

HINWEIS: Wenn Ihr Körper gelernt hat, sich zu entspannen, können Sie diese Bewegungen noch fließender ausführen.

Achtung

- Drehen Sie nicht den Körper oder die Schultern.
- Blockieren Sie nicht die Knie.
- Spannen Sie Nacken und Schultern nicht an.
- Strecken Sie weder Bauch noch Po heraus.

Wiederholungen nach beiden Seiten				
5. Tag	6. Tag	7. Tag	8. Tag	9. Tag
3	**4**	**4**	**4**	**4**

Der Kniebogen

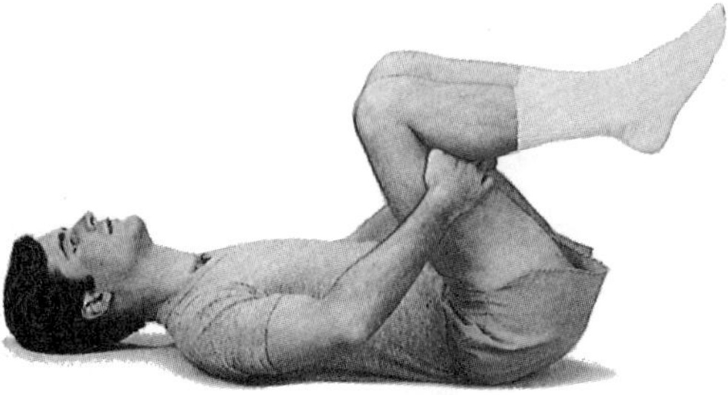

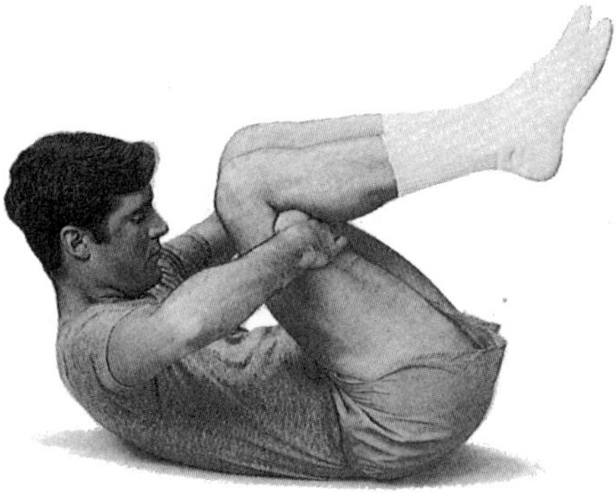

Ausführung

■ Wiederholen Sie die Übung der ersten Tage. Doch dieses Mal schließen Sie die Hände nicht hinter dem Nacken, sondern Sie fassen um die Schenkel. Sie halten sich so fest und runden dreifach verlangsamt Kopf und Schultern sanft vom Boden und rollen den Oberkörper ein, bis die Nase zur Brust zeigt. Dann fahren Sie fort wie auf Seite 60-61.

Achtung

- Schaukeln Sie nicht den ganzen Körper vor und zurück.
- Verkrampfen Sie nicht den Po.
- Rucken Sie nicht mit dem Kopf, strecken Sie ihn nicht zur Decke.
- Ziehen Sie die Bauchmuskeln nicht ein.
- Halten Sie den Atem nicht an.
- Heben Sie niemals den Kopf zuerst an.

Wiederholungen

5. Tag	6. Tag	7. Tag	8. Tag	9. Tag
30	**40**	**50**	**60**	**70**

Hebungen mit einem Bein

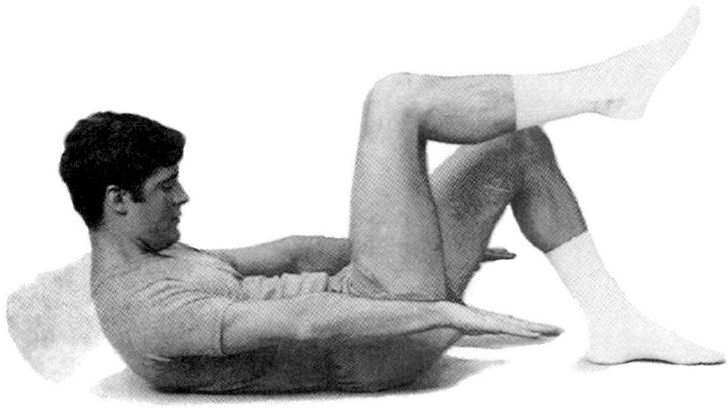

Ausführung

- Wiederholen Sie die Übung der ersten Tage. Aber dieses Mal lassen Sie das Bein los und strecken die Arme neben den Beinen gerade nach vorn. Dann bewegen Sie den Oberkörper 6-12 Millimeter vor und zurück.
- Wiederholen Sie das mit dem anderen Bein.

HINWEIS: Wenn Sie diese Übung im Rücken spüren, senken Sie den Rumpf während des Übens einen knappen Zentimeter nach hinten. Hält die Anspannung an, dann einen weiteren Zentimeter – bis Sie nichts mehr spüren.

Achtung

- Spannen Sie Ihre Zehen, Knie oder Beine nicht an.
- Bringen Sie das senkrecht angehobene Bein nicht näher zum Kopf, sondern runden Sie den Körper zum Bein.
- Schaukeln Sie nicht mit dem ganzen Körper hin und her.
- Zucken Sie nicht mit dem Kopf.
- Öffnen Sie den Körper nicht zur Decke hin.
- Strengen Sie den Bauch nicht an.
- Straffen Sie nicht gewaltsam den Po.
- Bewegen Sie Hände und Arme keinen Millimeter.

Wiederholungen nach beiden Seiten

5. Tag	6. Tag	7. Tag	8. Tag	9. Tag
40	**40**	**50**	**60**	**70**

Hebungen mit beiden Beinen

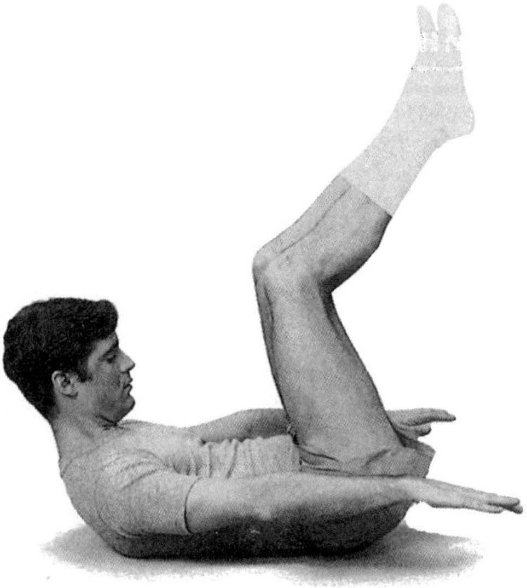

Ausführung

■ Wiederholen Sie die Übung der ersten Tage (S. 64-65). Aber dieses Mal heben Sie die Beine an, nachdem Sie die Knie zur Brust geführt haben, und strecken sie so weit Sie können. Doch erzwingen Sie nichts. Sobald Sie ganz rund sind, lösen Sie die Hände und strecken die Arme zu beiden Seiten einige Zentimeter über dem Boden mit den Handflächen nach unten ganz geradeaus. Dann fahren Sie fort wie gewohnt.

HINWEIS: Beide Beinübungen haben den weiteren Vorzug, daß sie zugleich die Kniesehnen strecken. Bei vielen Menschen ist dieser Strang sehr stark verspannt: Forcieren Sie die Streckung also keinesfalls, seien Sie geduldig! Ihre Muskeln wissen am besten, was für sie gut ist, und entwickeln sich nach ihrem eigenen Fahrplan.

Achtung

- Heben Sie die Beine nicht, ohne zuvor die Knie zu beugen.
- Verspannen Sie nicht Beine, Knie oder Zehen.
- Zucken Sie nicht mit dem Nacken.
- Verziehen Sie nicht Nacken oder Schultern.
- Schaukeln Sie nicht mit dem Körper hin und her.

Wiederholungen				
5. Tag	6. Tag	7. Tag	8. Tag	9. Tag
30	**40**	**50**	**60**	**70**

Seitenbeugung

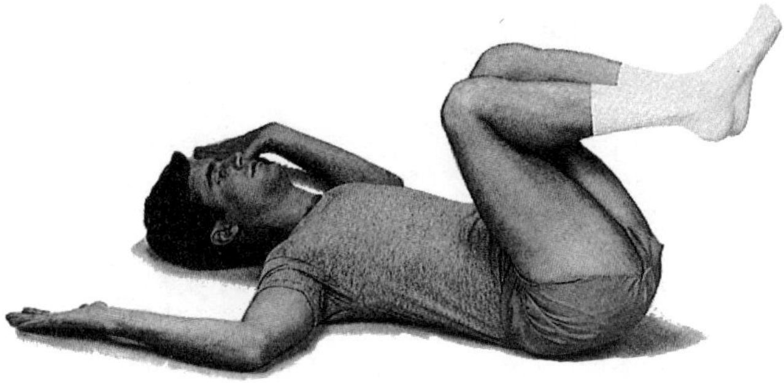

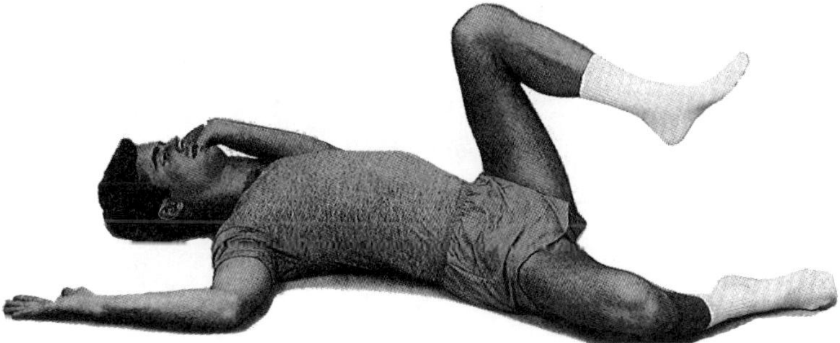

Ausführung

- Wiederholen Sie die Übungen der ersten Tage (S. 66-67).

Achtung

- Den Körper weder anspannen noch ruckartig bewegen.
- Keine Hast bei dieser Streckübung.

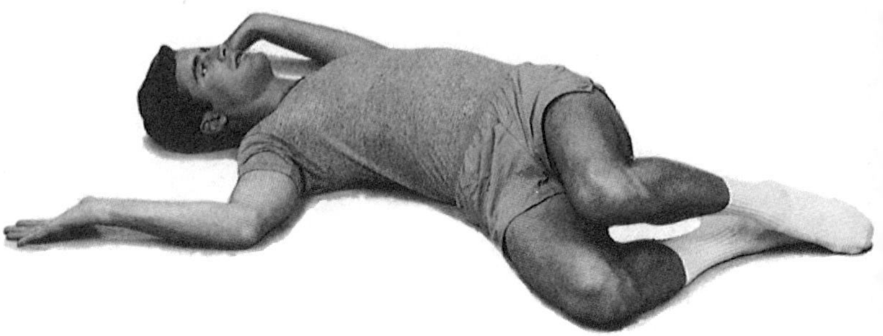

HINWEIS: Nach einer jeden solchen Streckübung wird Ihr Körper ein Stück mehr entspannt sein. Nutzen Sie diesses Relaxing zur Besinnung! Denken Sie an angenehme, positive und schöne Dinge – Ihre Lieblingsplätze, eine einsame Insel, eine herrliche Bergtour, was Ihnen einfällt... Entspannen Sie, und genießen Sie es!

Zählen Sie auf jeder Seite bis				
5. Tag	6. Tag	7. Tag	8. Tag	9. Tag
60	**60**	**60**	**60**	**60**

Nackenbeuge I

Ausführung

- Wiederholen Sie die Übungen der ersten Tage (S. 68).

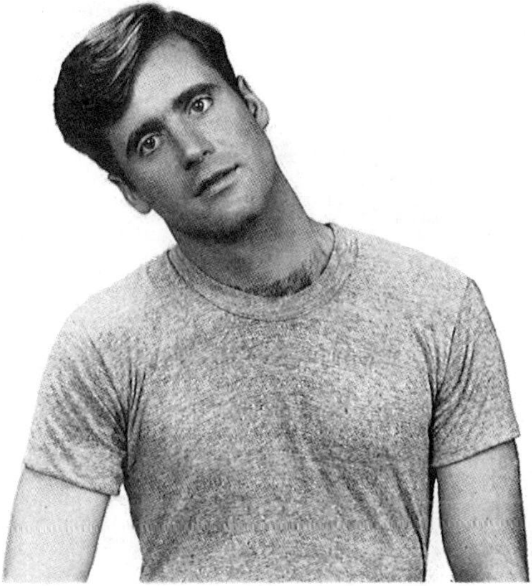

Achtung

- Krümmen oder verkrampfen Sie die Schultern nicht.
- Vermeiden Sie jede ruckartige Bewegung.

Wiederholungen nach beiden Seiten				
5. Tag	6. Tag	7. Tag	8. Tag	9. Tag
I	I	I	I	I

Nackenbeuge 2

Ausführung

- Wiederholen Sie die Übungen der ersten Tage (S. 69).

HINWEIS: Je entspannter die Schultern, desto größer die Streckung. Wenn Sie die Muskeln weiter dehnen, wird die dichte Verspannung gelöst, und Sie erhalten eine freiere Beweglichkeit.

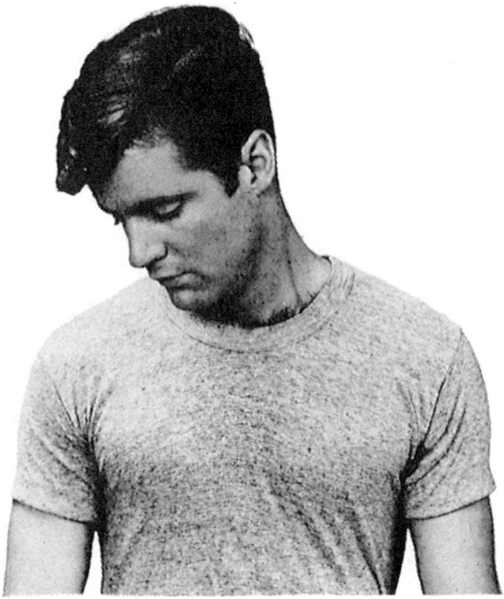

Achtung

- Drücken Sie den Kopf nicht hinunter.
- Spannen Sie die Schultern nicht an.

Wiederholungen nach beiden Seiten				
5. Tag	6. Tag	7. Tag	8. Tag	9. Tag
I	I	I	I	I

10. bis 16. Tag

Unterarmstraffung

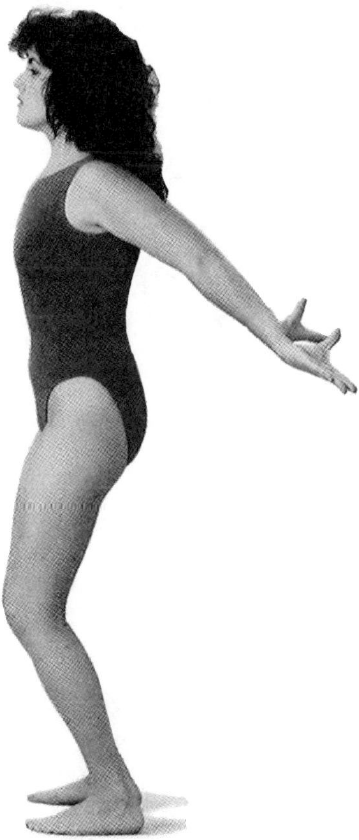

Ausführung

■ Wiederholen Sie die Übungen der ersten Tage (S. 50-52): Aber jetzt stehen Sie aufrecht mit den Füßen hüftbreit auseinander und gebeugten Knien. Versuchen Sie jedesmal, die Arme hinten so hoch wie möglich zu heben und Schultern und Kopf dabei aufrecht zu halten.

HINWEIS: Beim erstenmal werden Sie merken, daß Kopf und Schultern sich nach vorn neigen und es schwierig ist, den Po nicht herauszustrecken. Mit zunehmender Kraft wird die aufrechte Haltung immer besser.

Achtung

- Zucken Sie nicht mit den Armen vor und zurück.
- Machen Sie keinen Buckel, und drücken Sie nicht den Bauch heraus.
- Blockieren Sie nicht die Ellbogen.
- Verkrampfen Sie nicht in den Schultern.
- Blockieren Sie nicht die Knie.

Wiederholungen

10. Tag	11. Tag	12. Tag	13. Tag	14. Tag	15. Tag	16. Tag
50	**50**	**55**	**60**	**65**	**75**	**75**

Hüftstreckung

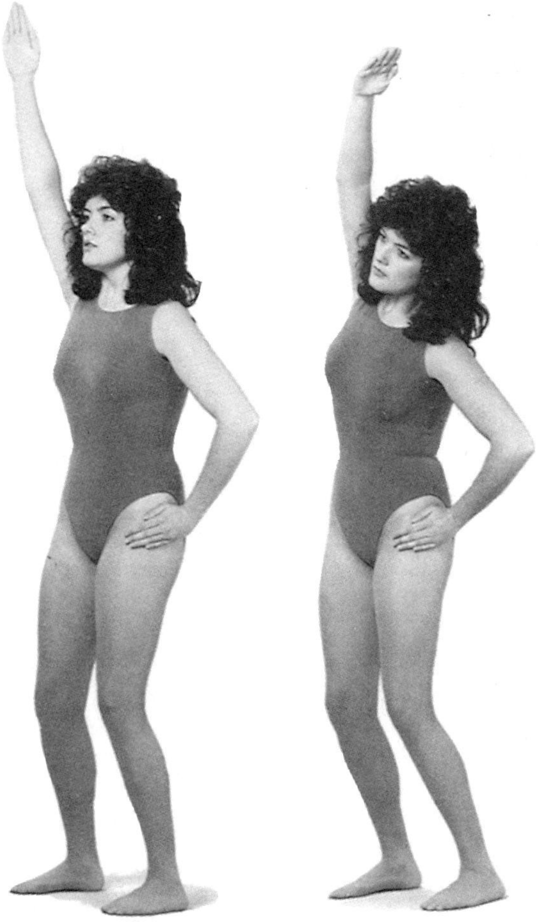

Ausführung

■ Wiederholen Sie die Übungen der zweiten Phase (S. 72-73): Aber dieses Mal legen Sie den Arm nicht auf eine Stützstange, sondern die Hand direkt unter die Hüfte, strecken den Ellbogen zur Seite und versuchen, die Knie ein wenig zu strecken.

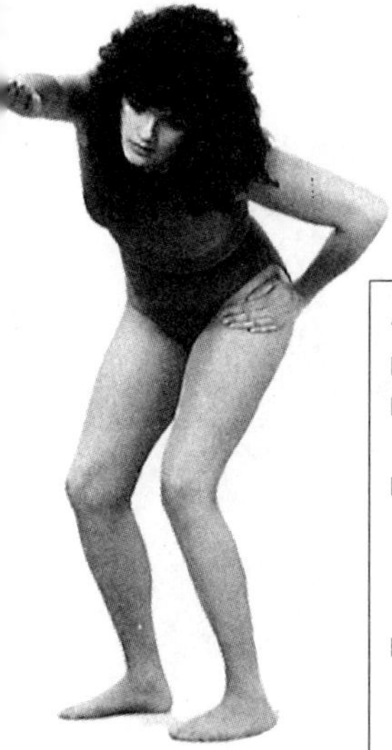

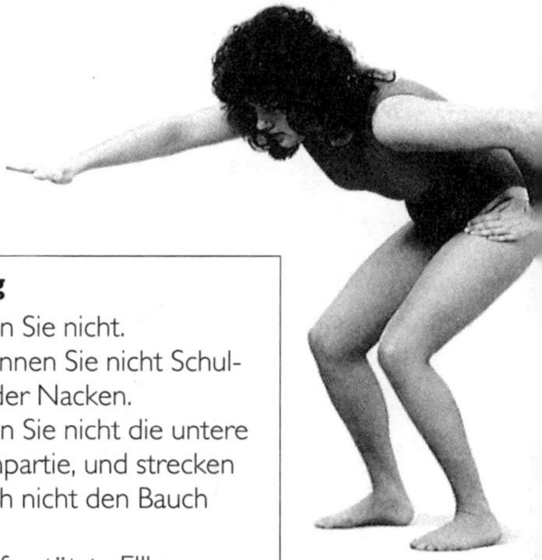

Achtung

- Wippen Sie nicht.
- Verspannen Sie nicht Schultern oder Nacken.
- Wölben Sie nicht die untere Rückenpartie, und strecken Sie auch nicht den Bauch heraus.
- Der aufgestützte Ellbogen darf nicht nach vorn oder hinten zeigen – nur zur Seite.
- Blockieren Sie nicht die Knie.

■ Strecken Sie nun langsam den anderen Arm nach oben, mit der Handfläche nach innen. Dehnen Sie sich in die Höhe und zur Seite – dabei sollten sich Oberkörper und Arm miteinander bewegen. Wenn nötig, können Sie sich leicht nach vorn neigen. Dann weiter wie in der zweiten Phase.
■ Beim Seitenwechsel lassen Sie die Hand auf der Hüfte und beugen die Knie noch ein Stückchen mehr. Der rechte Arm bleibt noch oben. Sie wenden sich nach vorn und senken dann in einer langsamen schweifenden Bewegung den Arm nach unten und hinüber zur rechten Seite. Diese Auflösung der Streckung verhindert eine Belastung des unteren Rückens.
■ Straffen Sie den Po, kippen Sie das Becken, und richten Sie sich langsam, Wirbel für Wirbel, auf, während Sie den Arm senken. Dann wiederholen Sie die Übung auf der linken Seite und schließen Sie auf die gleiche Weise ab.

HINWEIS: Sie werden am Anfang Schwierigkeiten haben, den Arm ganz auszustrecken und dabei das Becken zu kippen.

Wiederholungen nach beiden Seiten

10. Tag	11. Tag	12. Tag	13. Tag	14. Tag	15. Tag	16. Tag
50	**50**	**55**	**60**	**65**	**75**	**75**

Nackenlockerung I

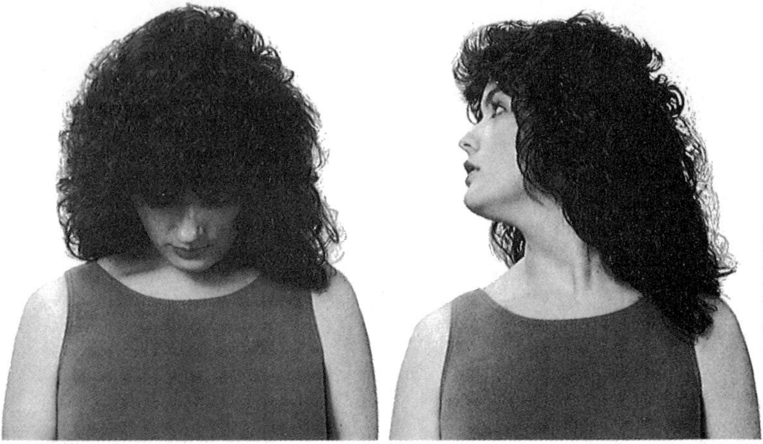

Ausführung

■ Wiederholen Sie die Übungen der zweiten Phase (S. 74): Aber diesmal kippen Sie das Becken so hoch, wie Sie nur können, um das Rückgrat zu strecken.

Achtung

■ Machen Sie keine harten und abrupten Bewegungen.
■ Die Schultern nicht hochziehen oder anspannen.
■ Die Kinnlade nicht verkrampfen.
■ Die Knie nicht blockieren.
■ Weder den Po noch den Bauch herausstrecken!

Wiederholungen nach beiden Seiten

10. Tag	11. Tag	12. Tag	13. Tag	14. Tag	15. Tag	16. Tag
4	**4**	**4**	**4**	**4**	**4**	**4**

Nackenlockerung 2

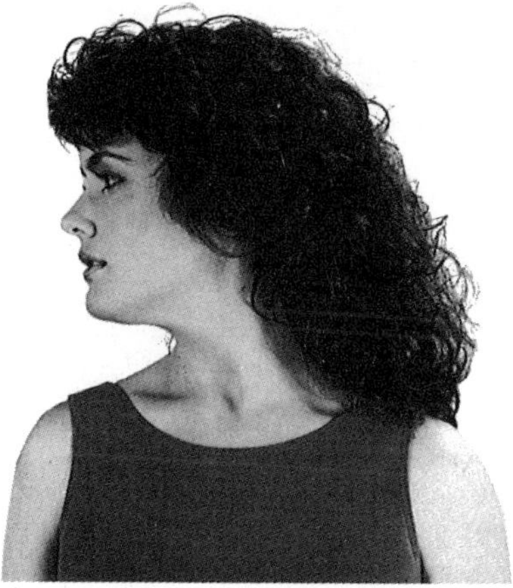

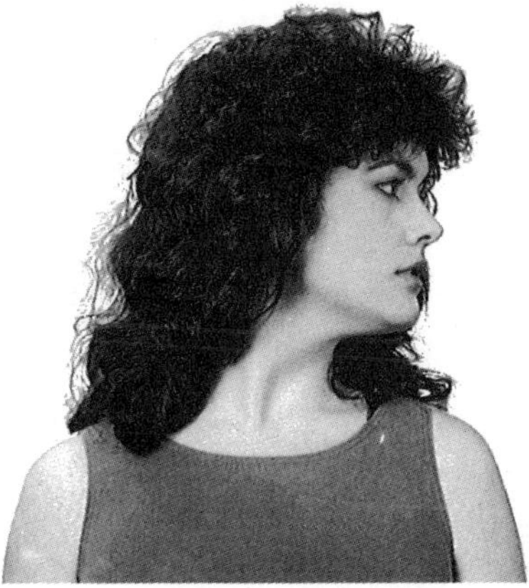

Ausführung

■ Wiederholen Sie die Übungen der zweiten Phase (S. 75): Aber diesmal kippen Sie auch hier das Becken so hoch, wie Sie nur können, um das Rückgrat zu strecken.

Achtung

- ■ Drehen Sie weder den Körper noch die Schultern.
- ■ Blockieren Sie nicht die Knie.
- ■ Halten Sie die Schultern locker.
- ■ Strecken Sie weder Po noch Bauch heraus.

Wiederholungen nach beiden Seiten						
10. Tag	11. Tag	12. Tag	13. Tag	14. Tag	15. Tag	16. Tag
4	**4**	**4**	**4**	**4**	**4**	**4**

Der Kniebogen

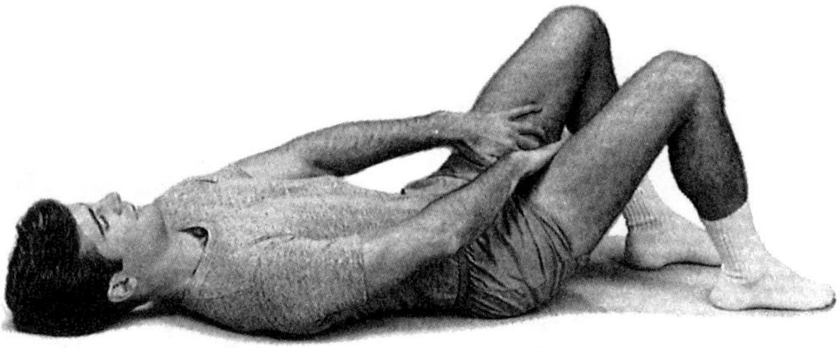

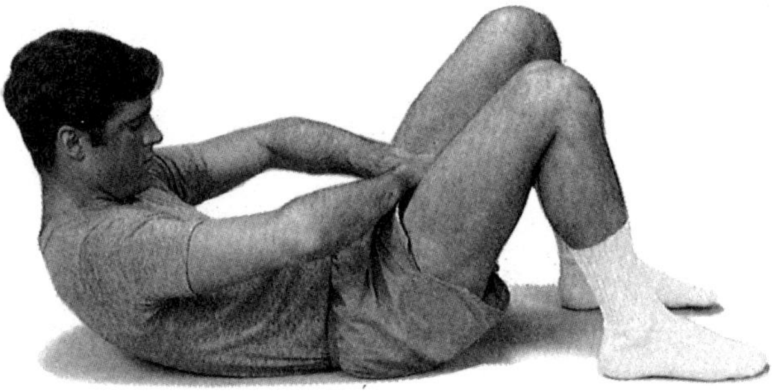

Ausführung

■ Wiederholen Sie die Übungen der zweiten Phase (S. 76-77): Aber diesmal halten Sie die Füße flach auf dem Boden und die Hände fest an der Innenseite der Schenkel. Dabei bringen Sie die Ellbogen ganz weit zu den Seiten des Körpers und dann ebenso nach oben, ehe Sie Kopf und Schultern sanft vom Boden nach oben runden und die Nase zum Brustkorb richten. Dann fahren Sie wie üblich fort.

HINWEIS: Achten Sie ganz besonders auf Ihre Startposition. Bei korrekter Ausführung baut diese Übung die Muskelkraft sehr schnell auf: Dadurch kann man die Ellbogen weiter und höher nach außen bringen und sich so wiederum dichter zum Bogen schließen und noch mehr Kraft entwickeln.

Achtung

- Schaukeln Sie nicht den ganzen Körper hin und her.
- Verkrampfen Sie nicht die Pobacken.
- Zucken Sie nicht mit dem Kopf, und heben Sie ihn nicht nach oben.
- Halten Sie nicht die Luft an.
- Heben Sie den Kopf nicht zuerst an!

Wiederholungen						
10. Tag	11. Tag	12. Tag	13. Tag	14. Tag	15. Tag	16. Tag
50	**60**	**70**	**80**	**90**	**100**	**100**

Hebungen mit einem Bein

Ausführung

■ Wiederholen Sie die Übungen der zweiten Phase (S. 78-79): Aber dieses Mal versuchen Sie, das erhobene Bein so weit wie möglich zu strecken und ebenso das auf dem Boden liegende. Und entspannen Sie Beine und Zehen!

■ Wenn Sie die Arme zu den Seiten ausstrecken, sinken die Schultern ein wenig zu Boden. Finden Sie diese Haltung anfangs zu schwierig, so halten Sie sich am Bein fest, bis die Kraft ausreicht.

■ Danach die gleiche Übung mit dem anderen Bein.

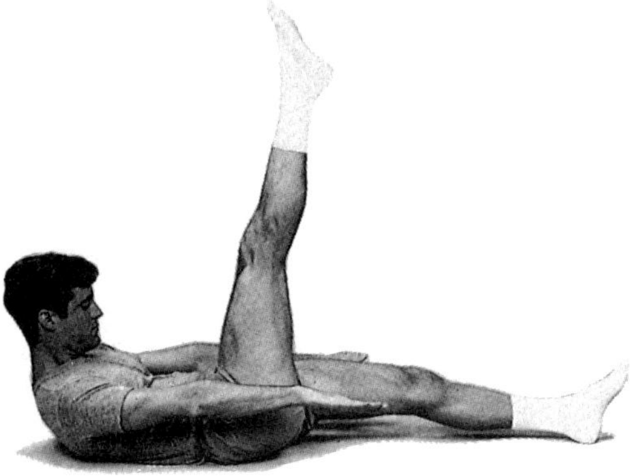

HINWEIS: Versuchen Sie, das erhobene Bein genau im rechten Winkel zu halten. Wenn die Bauchmuskeln noch nicht kräftig genug sind und Sie das Bein nur ein wenig zu Boden senken, dann wird sein Gewicht die Hüftmuskeln belasten und damit Druck auf den unteren Rücken bringen!

Achtung

- ■ Halten Sie Zehen, Knie und Beine locker.
- ■ Ziehen Sie das erhobene Bein nicht zum Kopf, sondern runden Sie besser den Körper zum Bein.
- ■ Schaukeln Sie den Körper nicht hin und her.
- ■ Rucken Sie nicht mit dem Kopf.
- ■ Öffnen Sie den Rumpfbogen nicht zur Decke hin.
- ■ Verspannen Sie nicht den Bauch.
- ■ Straffen Sie nicht krampfhaft den Po.
- ■ Bewegen Sie Hände und Arme nur mit dem Rumpf zusammen.

Wiederholungen nach beiden Seiten

10. Tag	11. Tag	12. Tag	13. Tag	14. Tag	15. Tag	16. Tag
50	**60**	**70**	**80**	**90**	**100**	**100**

Hebungen mit beiden Beinen

Ausführung

■ Wiederholen Sie die Übungen der zweiten Phase (S. 80), doch strecken Sie die Beine noch ein bißchen mehr.

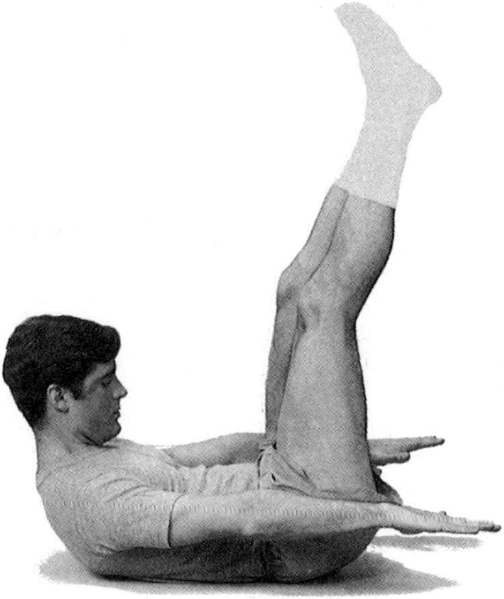

HINWEIS: Lernen Sie, die Beine vollkommen zu entspannen. Sie brauchen überhaupt keine Kraft aufzuwenden, um sie oben zu halten.

Achtung

- Heben Sie die Beine erst, wenn Sie zuvor die Knie gebeugt haben.
- Beine, Knie und Zehen sind ganz entspannt.
- Rucken Sie nicht aus dem Nacken.
- Verspannen Sie Nacken und Schultern nicht.
- Schaukeln Sie nicht den ganzen Körper zurück und vor.

Wiederholungen

10. Tag	11. Tag	12. Tag	13. Tag	14. Tag	15. Tag	16. Tag
50	**60**	**70**	**80**	**90**	**100**	**100**

Seitenbeugung

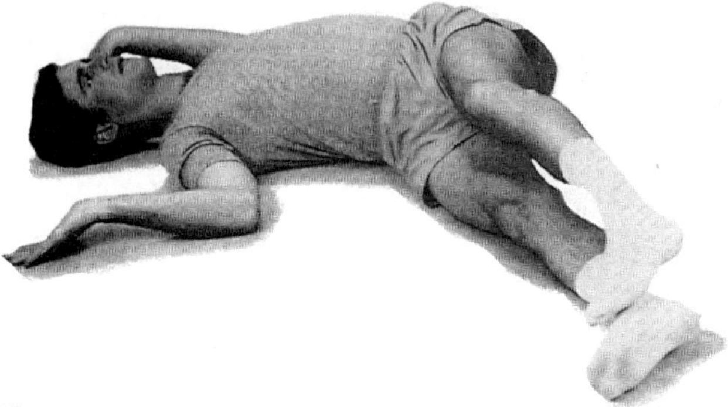

Ausführung

■ Wiederholen Sie die Übungen der zweiten Phase (S. 81-82): Aber diesmal nehmen Sie die Beine zur Seite und versuchen dann, sie auszustrecken, soweit Ihnen das ohne Überanstrengung möglich ist. Und dann zählen Sie.

HINWEIS: Denken Sie daran, beide Schultern auf dem Boden zu halten und den ganzen Körper zu entspannen.

Achtung

- Nicht mit dem Körper verkrampfen oder rucken.
- Keine Hast bei dieser Dehnübung!
- Forcieren Sie die Streckung nicht!

Zählen Sie jeweils nach beiden Seiten						
10. Tag	11. Tag	12. Tag	13. Tag	14. Tag	15. Tag	16. Tag
50	**50**	**50**	**50**	**50**	**50**	**50**

Nackenbeuge 1

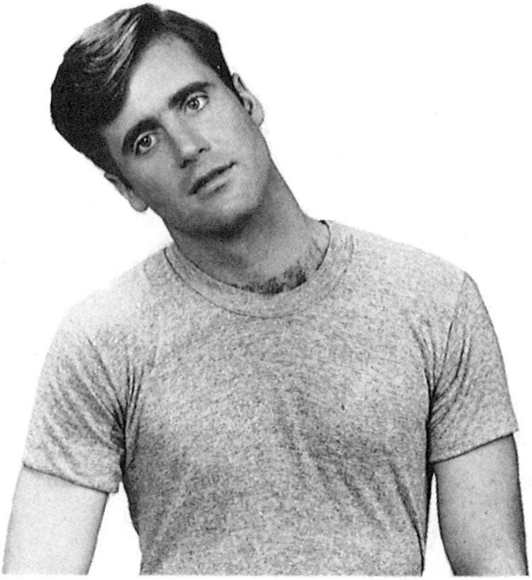

Ausführung

- Wiederholen Sie die Übungen der ersten Tage (S. 68).

HINWEIS: Mit der Dehnung der Muskeln können Sie den Kopf auch immer näher zu den Schultern senken.

Achtung

- Die Schultern nicht hochziehen oder anspannen.
- Keine ruckartigen Bewegungen.

Wiederholungen nach beiden Seiten						
10. Tag	11. Tag	12. Tag	13. Tag	14. Tag	15. Tag	16. Tag
1	1	1	1	1	1	1

Nackenbeuge 2

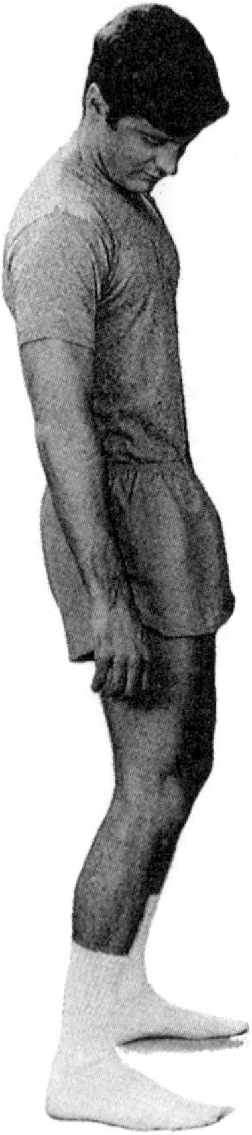

Ausführung

■ Wiederholen Sie die Übungen der ersten Tage stehend (S. 69). Ehe Sie sich auf den Nacken konzentrieren, beugen Sie die Knie, straffen den Po und kippen das Becken, um die Wirbelsäule zu strecken.

Achtung

- Zwingen Sie den Kopf nicht nach unten.
- Verkrampfen Sie nicht in den Schultern.
- Blockieren Sie nicht die Knie.

Wiederholungen nach beiden Seiten

10. Tag	11. Tag	12. Tag	13. Tag	14. Tag	15. Tag	16. Tag
I	I	I	I	I	I	I

17. bis 30. Tag

Unterarmstraffung

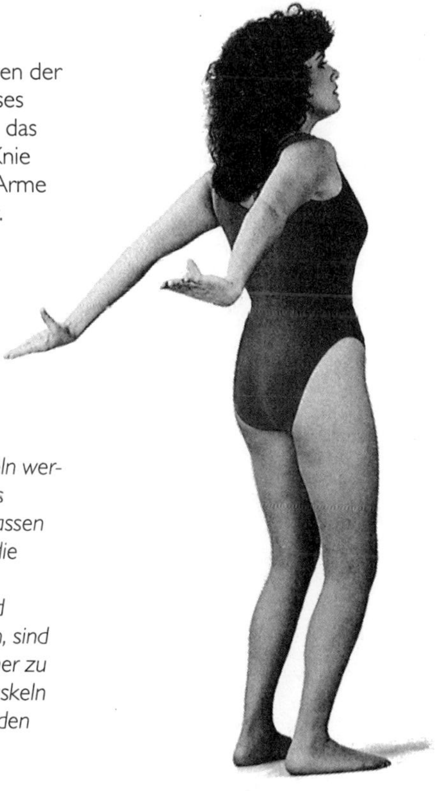

Ausführung

■ Wiederholen Sie die Übungen der dritten Phase (S. 85): Aber dieses Mal straffen Sie den Po, kippen das Becken hoch und beugen die Knie nur wenig. Versuchen Sie, die Arme noch höher zu halten als zuvor.

HINWEIS: Je kräftiger die Muskeln werden, desto besser können Sie das Becken kippen. Auch die Arme lassen sich leichter gerade halten, und die Ellbogen knicken nicht ein.
Weil Sie Arme, Handgelenke und Hände stärker eindrehen können, sind Sie auch imstande, die Arme höher zu führen. Dadurch arbeiten die Muskeln tiefer, und der Bereich zwischen den Schulterblättern wird noch mehr entspannt.

Achtung

- Rucken Sie nicht mit den Armen vor und zurück.
- Krümmen Sie nicht den Rücken, strecken Sie den Bauch nicht heraus.
- Die Ellbogen nicht blockieren.
- Die Schultern nicht verspannen.
- Die Knie nicht blockieren.

Wiederholungen						
17. Tag	18. Tag	19. Tag	20. Tag	21. Tag	22. Tag	23.–30. Tag
60	**70**	**75**	**75**	**75**	**75**	**75**

Hüftstreckung

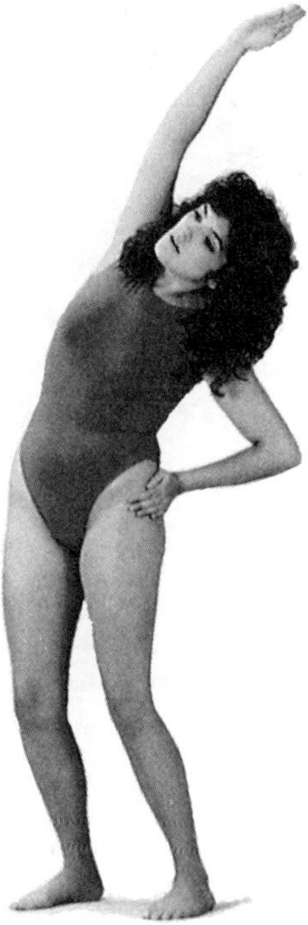

Ausführung

■ Wiederholen Sie die Übungen der dritten Phase (S. 86-87). Sie stehen ganz gerade, straffen den Po und kippen das Becken noch ein bißchen mehr, ehe Sie sich zur anderen Seite hinüberneigen. Bemühen Sie sich, den ausgestreckten Arm dicht am Ohr zu halten.

■ Das gilt für beide Seiten.

HINWEIS: Mit der Kräftigung der Muskeln merken Sie, daß Sie das Becken höher kippen und sich weiter zur Seite neigen können. Nach und nach gelingt es Ihnen auch, die Beine gerade zu halten und trotzdem entspannt und die Arme dicht am Ohr in einer Linie zu recken. Und dabei spüren Sie dann auch immer deutlicher die Dehnung in Ihrer Wirbelsäule.

Achtung

- Wippen Sie nicht.
- Verkrampfen Sie nicht in Nacken oder Schultern.
- Wölben Sie nicht den unteren Rücken, und strecken Sie auch nicht den Bauch heraus.
- Der aufgestützte Ellbogen weist nicht nach vorn oder hinten, sondern nur zur Seite!
- Blockieren Sie nicht die Knie.

Wiederholungen nach beiden Seiten

17. Tag	18. Tag	19. Tag	20. Tag	21. Tag	22. Tag	23.–30. Tag
60	**70**	**75**	**75**	**75**	**75**	**75**

Nackenlockerung I

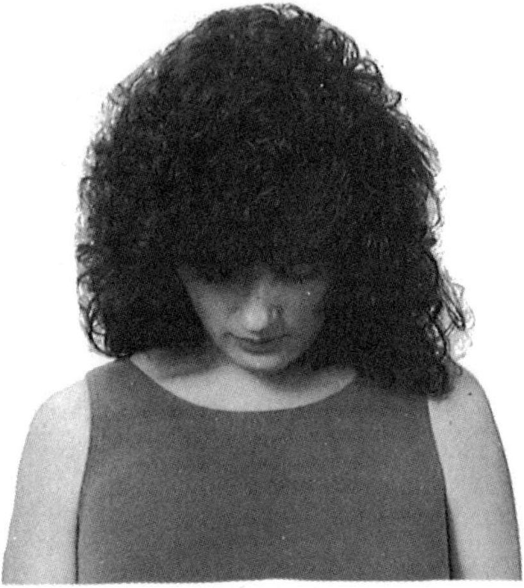

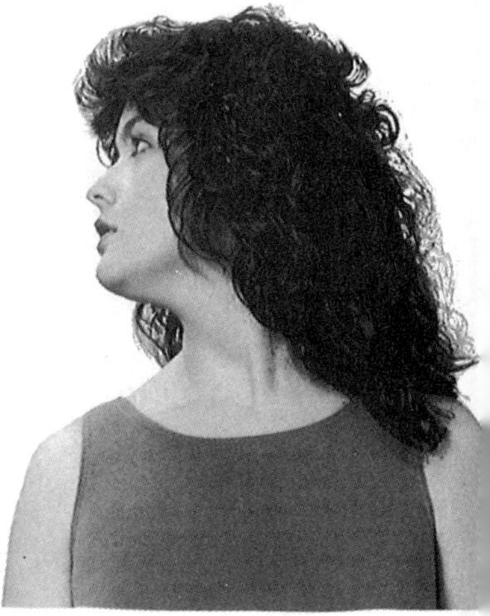

Ausführung

■ Wiederholen Sie die Übungen der dritten Phase (S. 88). Versuchen Sie, das Becken höher zu kippen und die Knie weniger zu beugen.

Achtung

- Keine harten oder abrupten Bewegungen!
- Ziehen Sie die Schultern weder hoch noch an.
- Verkrampfen Sie die Kinnlade nicht.
- Die Knie nicht blockieren.
- Weder den Bauch herausstrecken noch den Rücken wölben!

Wiederholungen nach beiden Seiten

17. Tag	18. Tag	19. Tag	20. Tag	21. Tag	22. Tag	23.–30. Tag
4	**4**	**4**	**4**	**4**	**4**	**4**

Nackenlockerung 2

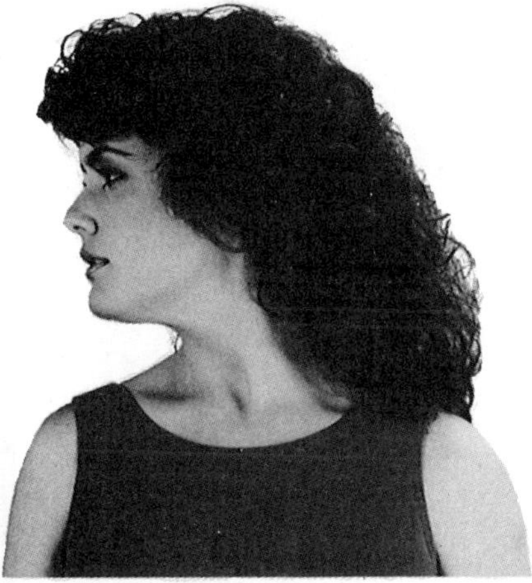

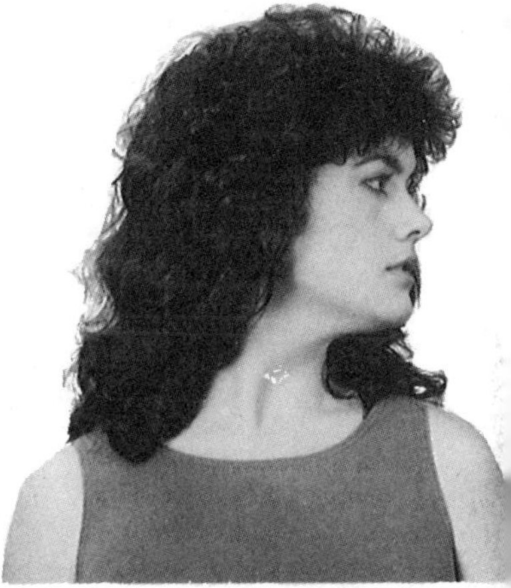

Ausführung

- Wiederholen Sie die Übungen der dritten Phase (S. 89).

HINWEIS: Je lockerer die Muskeln werden, desto besser können Sie das Becken kippen, um das Rückgrat zu strecken, und desto weniger brauchen Sie die Knie zu beugen.

Achtung

- Drehen Sie weder den Körper noch die Schultern.
- Blockieren Sie nicht die Knie.
- Verspannen Sie Nacken oder Schultern nicht.
- Weder den Po noch den Bauch herausstrecken!

Wiederholungen nach beiden Seiten

17. Tag	18. Tag	19. Tag	20. Tag	21. Tag	22. Tag	23.–30. Tag
4	**4**	**4**	**4**	**4**	**4**	**4**

Der Kniebogen

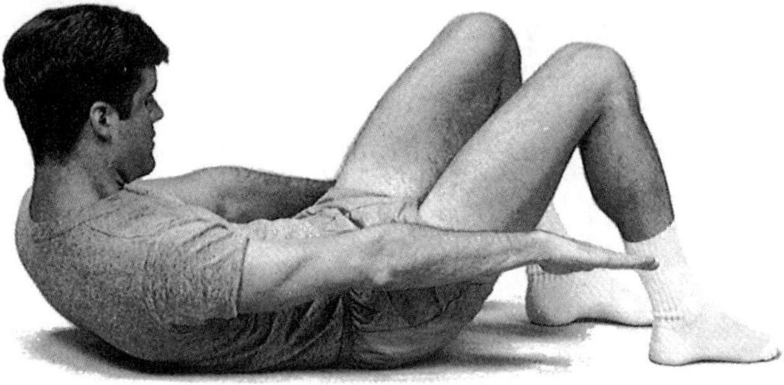

Ausführung

■ Wiederholen Sie die Übungen der dritten Phase (S. 90-91). Wenn Sie den Bogen nicht mehr enger schließen können, lösen Sie die Hände von den Beinen und strecken die Hände ganz weit und gerade und parallel zum Boden aus. Versuchen Sie, die Beine ganz locker und entspannt zu halten.

HINWEIS: Indem Sie sich nach oben runden, strecken Sie sanft den Nacken und die Partie zwischen den Schulterblättern, befreien den Rücken von Verspannungen und konzentrieren die ganze Arbeit auf die Bauchmuskulatur!
Indem Sie sich entspannen, wird Ihr Körper so locker wie der einer Stoffpuppe. Wenn sich Ihre Nackenmuskeln dehnen, werden Sie das an den Seiten während einer oder zwei Übungen sehr deutlich fühlen: Es sind genau die Muskeln, die Ihrem Nacken eine straffe, königliche Haltung verleihen!

Achtung

- Schaukeln Sie nicht den ganzen Körper hin und her.
- Verkrampfen Sie nicht die Pobacken.
- Rucken Sie nicht mit dem Kopf, heben Sie ihn nicht nach oben!
- Ziehen Sie die Bauchmuskeln nicht ein.
- Halten Sie nicht den Atem an.
- Nie den Kopf zuerst anheben!
- Und die Arme nur mit dem Körperimpuls bewegen.

Wiederholungen

17. Tag	18. Tag	19. Tag	20. Tag	21. Tag	22. Tag	23.–30. Tag
100	**100**	**100**	**100**	**100**	**100**	**100**

Hebungen mit einem Bein

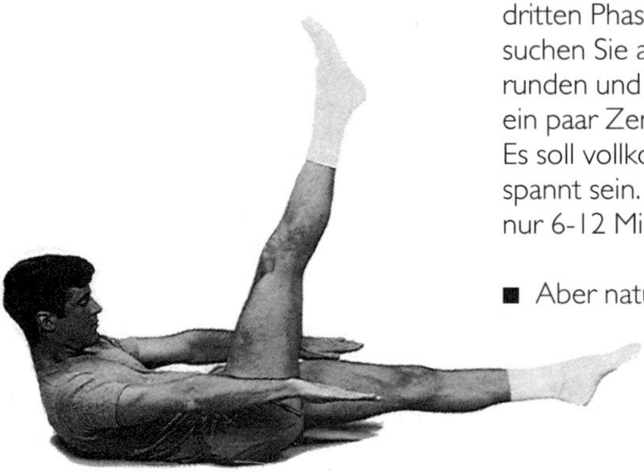

Ausführung

- Wiederholen Sie die Übungen der dritten Phase (S. 92): Dieses Mal versuchen Sie aber, sich noch weiter zu runden und das ausgestreckte Bein ein paar Zentimeter höher zu heben. Es soll vollkommen gerade und entspannt sein. Und Sie brauchen sich nur 6-12 Millimeter zu bewegen!
- Aber natürlich auf beiden Seiten.

HINWEIS: Wenn Sie an Kraft gewinnen, können Sie die Nase dichter zu den Rippen recken und dadurch die Bauchmuskulatur intensiver durcharbeiten.

Achtung

- Zehen, Knie und Beine nicht anspannen.
- Ziehen Sie das erhobene Bein nicht zum Kopf, sondern runden Sie den Kopf zum Bein.
- Nicht mit dem ganzen Körper aufschaukeln.
- Nicht mit dem Kopf zucken.
- Den Körper nicht zur Decke strecken.
- Die Bauchmuskeln nicht anspannen.
- Die Pomuskeln nicht krampfhaft strammziehen!
- Hände und Arme bewegen sich nur mit dem Körperimpuls.

Wiederholungen nach beiden Seiten

17. Tag	18. Tag	19. Tag	20. Tag	21. Tag	22. Tag	23.–30. Tag
100	**100**	**100**	**100**	**100**	**100**	**100**

Hebungen mit beiden Beinen

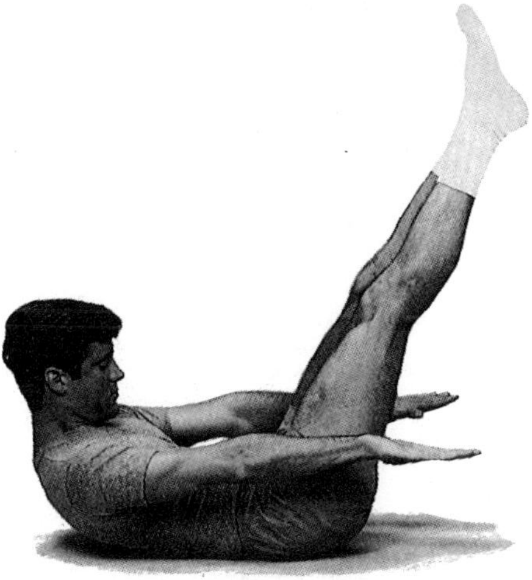

Ausführung

- Wiederholen Sie die Übungen der dritten Phase (S. 93): Aber senken Sie die Beine sehr langsam und nicht tiefer als 10 Zentimeter!

HINWEIS: Jetzt beginnen Sie wirklich, die schnellen Fortschritte zu sehen – aber passen Sie auf, daß Sie die Beine nicht so weit senken, daß der untere Rücken beansprucht wird!
Starten Sie ganz langsam, senken Sie die Beine jeweils nur einen Zentimeter. Gehen Sie behutsam voran – die Position soll noch angenehm sein, aber schon eine Herausforderung!

Achtung

- Die Beine erst anheben, wenn die Knie gebeugt sind.
- Beine, Knie und Zehen nicht spannen.
- Nicht mit dem Nacken ruckeln.
- In Nacken oder Schultern nicht verkrampfen.
- Und nicht mit dem Körper hin und her schaukeln.

Wiederholungen

17. Tag	18. Tag	19. Tag	20. Tag	21. Tag	22. Tag	23.–30. Tag
100	**100**	**100**	**100**	**100**	**100**	**100**

Seitenbeugung

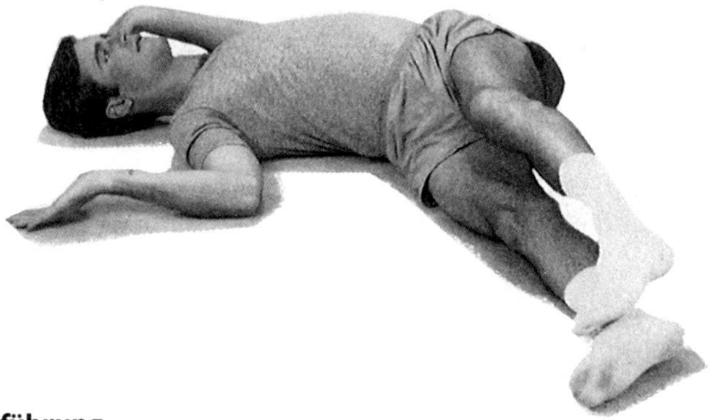

Ausführung

- Wiederholen Sie die Übungen der dritten Phase (S. 94).

HINWEIS: Mit zunehmender Übung werden Sie diese Streckungen auch mit Leichtigkeit ausführen und sich dabei immer rascher entspannen. Darum möchte ich Sie warnen: Seien Sie vorsichtig, wenn Sie eine Verabredung haben, denn Sie könnten einschlafen und das Date versäumen!

Achtung

- Weder angespannt noch ruckartig bewegen!
- Ganz ohne Hast üben.

Zählen Sie auf jeder Seite bis

17. Tag	18. Tag	19. Tag	20. Tag	21. Tag	22. Tag	23.–30. Tag
60	**60**	**60**	**60**	**60**	**60**	**60**

Nackenbeuge I

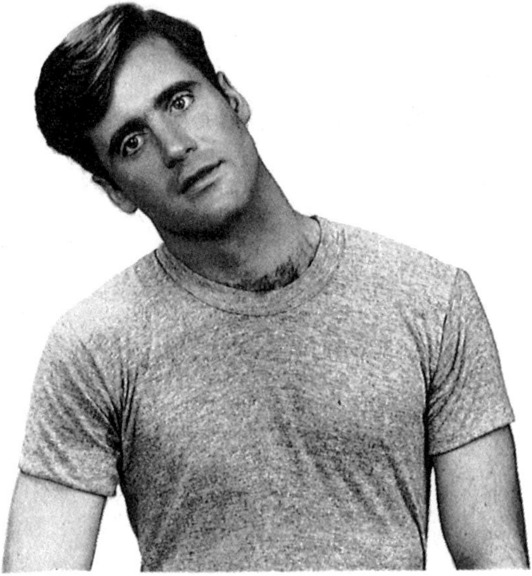

Ausführung

- Wiederholen Sie die Übungen der ersten Phase (S. 68).

HINWEIS: Jetzt erst werden Sie richtig wahrnehmen, wie verspannt Nacken und Schultern vorher waren und wieviel Unbehagen das bereitete. Denken Sie immer daran: Sie können jahrelange Verspannungen durch ein paar Minuten Üben täglich vertreiben.

Achtung

- Ziehen Sie Ihre Schultern nicht hoch oder an.
- Keine ruckartigen Bewegungen!

Wiederholungen nach beiden Seiten

17. Tag	18. Tag	19. Tag	20. Tag	21. Tag	22. Tag	23.–30. Tag
I	I	I	I	I	I	I

Nackenbeuge 2

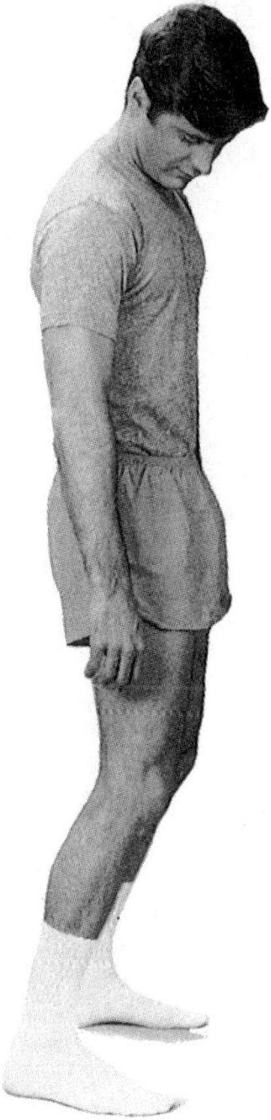

Ausführung

- Wiederholen Sie die Übungen der dritten Phase (S. 96). Wenn Ihre Muskeln sehr verkrampft sind, spüren Sie die Streckung zwischen den Schulterblättern.

HINWEIS: Nutzen Sie jede Gelegenheit, Ihrem kostbaren Nacken diesen Gefallen zu tun: am Schreibtisch, beim Fernsehen, unter der Dusche, in einem Verkehrsstau! Sie haben den Nutzen davon, denn Sie fühlen sich erfrischt und entspannt.

Achtung

- Zwingen Sie Ihren Kopf nicht nach unten.
- Spannen Sie die Schultern nicht an.

Wiederholungen nach beiden Seiten

17. Tag	18. Tag	19. Tag	20. Tag	21. Tag	22. Tag	23.–30. Tag
1	1	1	1	1	1	1

Callanetics – jetzt mit gezieltem Kurztraining für Hüfte und Po, Bauch und Beine!

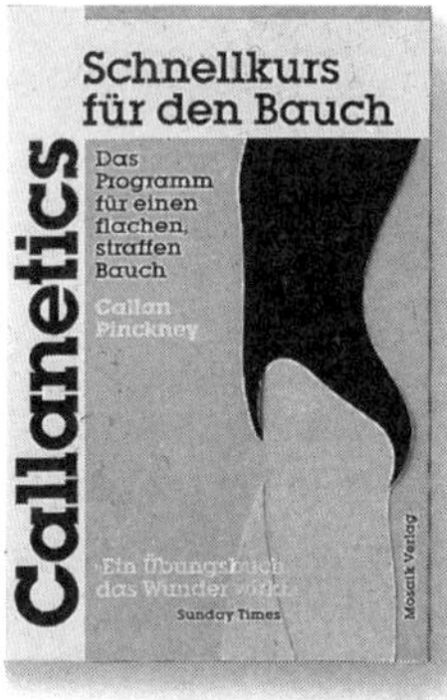

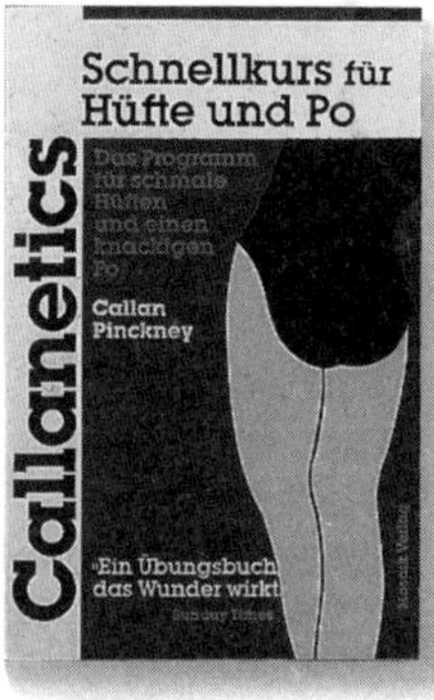

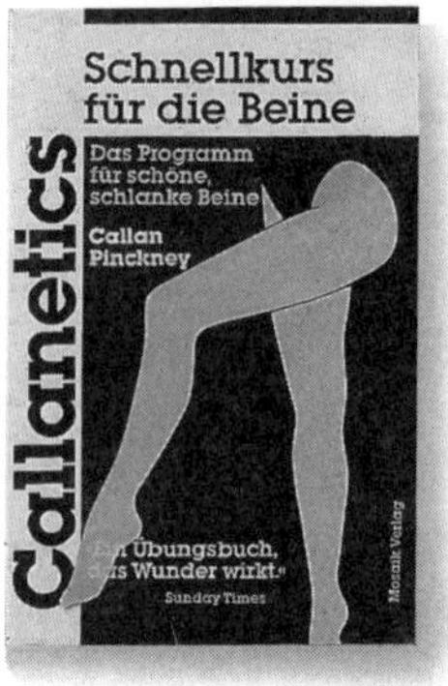

Erhältlich überall dort, wo es Bücher gibt.

Callanetics
Schnellkurs für den Bauch
Das Programm für einen flachen, straffen Bauch
112 Seiten, 94 s/w-Fotos
ISBN 3-576-10260-4

Callanetics
Schnellkurs für Hüfte und Po
Das Programm für schmale Hüften und einen knackigen Po
112 Seiten, 90 s/w-Fotos
ISBN 3-576-10261-2

Callanetics
Schnellkurs für die Beine
Das Programm für schöne, schlanke Beine
112 Seiten, 91 s/w-Fotos
ISBN 3-576-10259-0

Mosaik

Die neuen Seiten des Lebens